脊柱

[日] 德桥泰明 主编

孟宇乐 译

外科手术

技术精粹

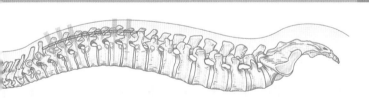

Surgical Techniques for Masters

Spine & Spinal Cord

中国纺织出版社有限公司

图书在版编目（CIP）数据

脊柱外科手术技术精粹 /（日）德桥泰明主编；孟宇乐译 . -- 北京： 中国纺织出版社有限公司 , 2023.3

ISBN 978-7-5180-9276-5

Ⅰ . ①脊… Ⅱ . ①德… ②孟… Ⅲ . ①脊柱病—外科手术 Ⅳ . ① R681.5

中国版本图书馆 CIP 数据核字（2022）第 003221 号

原文书名：新執刀医のためのサージカルテクニック脊椎

原作者名：德橋泰明

SHIN SHITTOUI NO TAMENO SURGICAL TECHNIQUE SEKITSUI

© YASUAKI TOKUHASHI 2018

Originally published in Japan in 2018 by MEDICAL VIEW CO., LTD.

Chinese (Simplified Character only) translation rights arranged with

MEDICAL VIEW CO., LTD. through TOHAN CORPORATION, TOKYO.

本书中文简体版经 MEDICAL VIEW CO., LTD. 授权，由中国纺织出版社有限公司独家出版发行。

本书内容未经出版者书面许可，不得以任何方式或任何手段复制、转载或刊登。

著作权合同登记号：图字：01-2020-5311

责任编辑：傅保娣　　责任校对：楼旭红　　责任印制：王艳丽

中国纺织出版社有限公司出版发行

地址：北京市朝阳区百子湾东里 A407 号楼　邮政编码：100124

销售电话：010—67004422　传真：010—87155801

http://www.c-textilep.com

中国纺织出版社天猫旗舰店

官方微博 http://weibo.com/2119887771

天津千鹤文化传播有限公司印刷　各地新华书店经销

2023 年 3 月第 1 版第 1 次印刷

开本：787×1092　1/16　印张：15.75

字数：232 千字　定价：128.00 元

原版书执笔者

■ 主编

德桥泰明　　日本大学医学部骨科学系骨科学专业主任教授

■ 编者（按照本书编写排序）

德桥泰明　　日本大学医学部骨科学系骨科学专业主任教授

纲代泰充　　日本大学医院骨科中心门诊主任医师

大岛正史　　川口市立医疗中心骨科副部长

渡边航太　　庆应义塾大学医学部骨科学讲师

和田明人　　东邦大学医学部骨科副教授

曾雌　茂　　东京慈惠会医科大学骨科学教授

上井　浩　　日本大学医学部骨科学系骨科学专业

永岛英树　　鸟取大学医学部感觉运动医学讲座运动器官医学专业教授

吉井俊贵　　东京医科齿科大学大学院医齿学综合研究科骨科学副教授

大川　淳　　东京医科齿科大学大学院医齿学综合研究科骨科学教授

松崎英刚　　独立行政法人国立医院机构灾害医疗中心骨科第二门诊部长

川口善治　　富山大学医学部骨科学副教授

时冈孝光　　高知医疗中心骨科主任科长

中西一夫　　川崎医科大学骨科学副教授

水谷　润　　名古屋市立大学大学院医学研究科骨科副教授

细金直文　　杏林大学医学部骨科副教授

江帆重人　　山梨大学医学部骨科学副教授

山田　圭　　久留米大学医学部骨科学副教授

佐藤公昭　　久留米大学医学部骨科学教授

序文

《脊柱外科手术技术》于 2004 年出版，至今已 14 年。虽然脊柱外科在这十几年里出现了新式手术，手术工具也随之进步，但脊柱外科最基础的内容却没有发生变化。熟悉脊柱外科解剖学知识、掌握正确的手术技能及并发症防治等重要的内容从未改变。除去特殊部分，脊椎、脊髓手术其实都是减压和固定的组合，即如何根据患者的情况，进行适当的减压和固定。现在的手术方式，有时会增加矫形治疗，因此比以前更加复杂，但这有利于最大限度地保留结缔组织，使患者受到的伤害更小等。而且，即便是相同的疾病，也会根据患者的具体情况，分别使用不同的治疗方法。《脊柱外科手术技术精粹》的编写目的与《脊柱外科手术技术》相同，希望能够为刚开始使用复杂手术技术的主刀医生提供参考。

在实际手术中，主刀医生和助手在手术中的操作完全不同。手术过程就像跑马拉松一样，完美地配合最重要。因此，本书的作者将手术的流程分为"起""承""转""结"四个阶段，即本书的编写内容将手术过程有意识地进行了划分。本书的所有作者都是脊椎、脊髓手术领域内的专家，为了能够手把手地指导新人，特增加了解剖要点、常见问题、并发症等相关内容的图解。

本书是所有作者多年临床经验和感悟的结晶，如果脊椎、脊髓领域的医生读了本书能挽救更多的生命，我将感到十分荣幸。

最后，向 20 年来一直认同我的想法、给我提供极大帮助的 Medical View 相关工作人员表示诚挚的感谢！

德桥泰明
日本大学医学部骨科学系骨科学专业主任教授
2018 年 4 月

目 录

CONTENTS

1

主刀医生的 心 得

日本大学医学部骨科学系骨科学专业　**德桥泰明**

　　我成为一名骨科医生以来，学习了许多前辈的经验，这里将从前辈那里学到的一部分经验分享给大家。

手术前一天的心得

1. 调整好身体状态。

　　手术前一天要保证充足的睡眠，控制饮酒量，以便在关键时刻能够集中注意力。

2. 检查患者并用合适的语言鼓励患者。

　　术前（手术前一天或手术当天早晨）必须检查患者，注意患者全身的异常及麻痹的进展。

3. 做好术前准备。

　　椎弓根螺钉、椎间融合器等的植入，最重要的就是术前进行影像学检查，测量出合适的型号，做好大致的估计。不要在手术快开始时才慌忙测量，而是要在手术前一天，从容地进行测量。同时，还必须确认植入部位的周围组织是否存在其他结构（如胸椎椎弓根螺钉和主动脉、食管等）。根据风险大小更换适合的型号。

4. 手术前一天模拟手术顺序。

　　必须根据手术及解剖资料确认手术部位的周围组织，并将影像学诊断牢记于心，术前做好模拟训练也十分重要。尤其要充分理解手术部位附近的结构以及预设手术画面，从而修正手术步骤。此外，介绍手术的 DVD 对于术前的模拟训练十分有效，必须观看。

1. 确认体位。

人在麻醉状态下，会持续处于被动体位。注意避免脏器受到持续压迫产生的严重危害。

2. 不要马上洗手，再检查一次影像。

再次确认手术部位的病情，并进行大致的手术顺序模拟。

3. 必须进行"手术暂停"。

参与手术的所有医务人员共同确认患者、手术方式、手术部位（如分左右，确认手术部位在左还是在右）， 以及预设的手术相关内容。作为一种风险管理，手术现场所有人员的共同确认十分重要。

4. 助手和护士不要暗自生气。

手术不仅仅是医生的事情，还包括助手、护士等医护人员的团队合作。有矛盾的团队做不好手术，在出现问题时，团队的力量非常重要。

5. 手术中出现问题时，麻醉师、助手、护士等医护人员都要准备战斗。

在出现问题时，听取周围同事的意见从而作出判断非常重要，问题发生时，周围的同事通常会更加冷静，因此作出判断时要听取大家的意见，然后克服困难。

6. 缝合前要严格执行 X 线摄影。

X 线摄影可以比较容易地确认脊椎序列、植入物、手术纱布，因此，X 线摄影可避免一些手术风险，缝合前进行此检查时不应该犹豫，出了手术室后就来不及了。

7. 术中出现难以解释的症状时，为了确认手术位置，建议行 X 线透视而非 X 线摄影。

例如，本应有突出但是找不到时，存在误认手术位置的可能性。

手术后的心得

1. 手术后，确认没有出现麻痹加重再离开手术室。

如果病情较手术前加重，一定要找出其中的原因。如果是固定脊椎排列以及植入物产生问题的可能性很高，需要确认是否进行二次手术。

2. 术后必须确认生命体征和血液检查结果。

此时手术已经完成，若麻痹没有加重，则代表手术成功。需要根据这些临床表现制订术后治疗方案。

3. 准确、快速、仔细地做好手术记录。

一定要填写注意事项，将当天情况认真做好记录。手术记录可以反映主刀医生的工作习惯，正确的记录对于风险管理十分重要。

4. 手术当天下班前以及第二天早上，必须检查术后患者。

这是必不可少的，绝对不能忽略。主刀医生最清楚患者的变化。

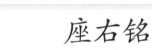

座右铭

一、眼见不一定为实。

如果不能明确诊断，可以使用 X 线摄影或其他检查手段。

二、有二就有三。

必须清楚地认识到，再次手术可能会导致第三次手术。换言之，为了不进行第三次手术，必须慎重决定是否要进行第二次手术。

三、大的并发症是由小手术引起的。

无法预期的并发症以及再次手术，大部分都是从小手术开始的，大手术反而不会出现这种情况。

四、脊柱手术并发症的发生与从业年限无关，与时期也无关。

脊柱手术并发症的发生与主刀医生及助手的从业年限无关（虽然与技术有关），也没有特定的高发时期，任何时候都可发生。

治疗腰椎间盘突出的经皮椎间盘髓核摘除术（Love法）

日本大学医院骨科中心　**纲代泰充**

适应证

①腰椎间盘突出。

②伴有椎管狭窄的腰椎间盘突出。

③手术绝对适应证：突发下肢麻痹、大小便（二便）功能障碍时，一定要迅速实施此手术进行治疗；如果无二便功能障碍，而是因为马尾神经功能障碍导致下肢麻痹，也推荐实施此手术。

④手术相对适应证：大部分病例属于这个范围。对于抵触保守治疗，希望早日回归社会，早日减轻下肢疼痛的患者，可以进行此手术。

⑤手术注意事项：主要表现为腰痛的患者，较为常见；主要表现为麻痹的患者，需要认真做好心因性评估，充分参考上级医生的建议。

术前模拟

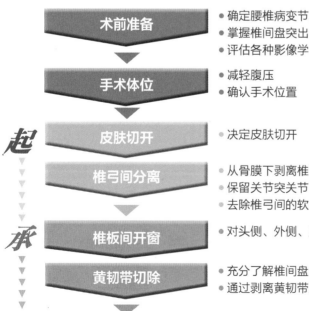

术前准备
- 确定腰椎病变节段
- 掌握椎间盘突出状态
- 评估各种影像学检查结果

手术体位
- 减轻腹压
- 确认手术位置

皮肤切开
- 决定皮肤切开

椎弓间分离
- 从骨膜下剥离椎旁肌
- 保留关节突关节
- 去除椎弓间的软组织

椎板间开窗
- 对头侧、外侧、尾侧进行必要的骨切除

黄韧带切除
- 充分了解椎间盘的手术位置及黄韧带的附着部位
- 通过剥离黄韧带进入硬膜外腔

起

承

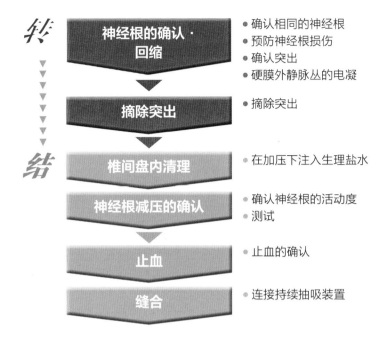

转

▼
▼
▼
▼
▼
▼
▼

结

神经根的确认·回缩	● 确认相同的神经根 ● 预防神经根损伤 ● 确认突出 ● 硬膜外静脉丛的电凝
摘除突出	● 摘除突出
椎间盘内清理	● 在加压下注入生理盐水
神经根减压的确认	● 确认神经根的活动度 ● 测试
止血	● 止血的确认
缝合	● 连接持续抽吸装置

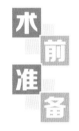

①确认手术部位：根据临床症状及影像学检查结果确诊。

②根据单纯X线检查结果，可以确定脊椎分离、脊椎裂、腰椎骶化、骶椎腰化。

③椎间盘突出形态的确定：通过磁共振成像（MRI）确定椎间盘突出是否穿破后纵韧带。

④单纯 CT 检查或 CTM 检查：一定都会进行单纯 CT 检查，因为 CT 检查可以确认关节突关节的形态、棘突的倾斜度及长度，是否存在椎间盘骨化及椎体边缘离断。另外，还可以通过构建 3D-CT 从视觉上确认椎间盘节段和椎弓的关系。通常不需要 CTM 检查。

⑤术后护具：事先准备好术后使用的软性护具等。

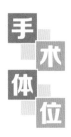

①使用腹部减压良好、能够固定体位的腹部支撑架（Hall frame）（图1）。

②将尾侧的垫子置于距离髂前上棘较远的位置。这对预防股外侧皮神经炎非常有必要。

③虽然腰部弯曲会因为椎体间隙的打开而减少骨切除数量，但是过度弯曲会牵拉坐骨神经，因此手术时，一般保持髋关节轻度屈曲的体位。

④确认颈椎前凸角度，眼球的减压，双臂上举，确认腋窝神经、肘部尺神经的减压。另外，如果患者是男性，要确认阴茎没有受到压迫。

⑤两条小腿并列向上，笔者所在的医院会同时使用有弹性的长筒袜和静脉泵来防止静脉血栓。

⑥确认躯干没有发生倾斜，臀部用约束带固定在手术床上。

⑦参照 Jacoby 线，通过在棘突刺入 18 G 注射针以及直径 1.5 mm 的克氏针来确认手术位置。

图 1　手术体位

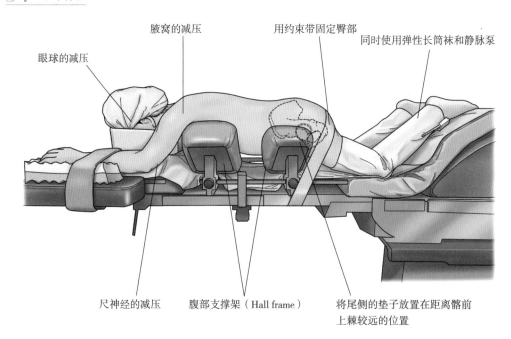

腋窝的减压

用约束带固定臀部

同时使用弹性长筒袜和静脉泵

眼球的减压

尺神经的减压

腹部支撑架（Hall frame）

将尾侧的垫子放置在距离髂前上棘较远的位置

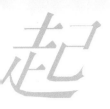

皮肤切开

皮肤切开~
椎弓间分离

　　将肾上腺素加生理盐水稀释 20 万倍注射在皮下及要进行手术的椎板上。将皮肤切口定位于患病的椎间盘中心位置，然后从正中到患病位置 3~5 cm 处增加一个横切口。用圆刃手术刀或手术电刀切开腰背筋膜。

> **建议** 皮肤切开的方法
> - 椎板间与椎间盘位置有差异。若为腰5/骶1（L$_5$/S$_1$）椎间盘突出，以棘间为中心切开皮肤即可；L$_4$/L$_5$椎间盘突出的开口位置在棘间稍偏上；若为L$_3$/L$_4$椎间盘突出，将皮肤切口定位于棘间上方（图2）。

图**2**　皮肤切开

如果患病位置在左侧，皮肤切口应以椎间盘手术位置为中心。

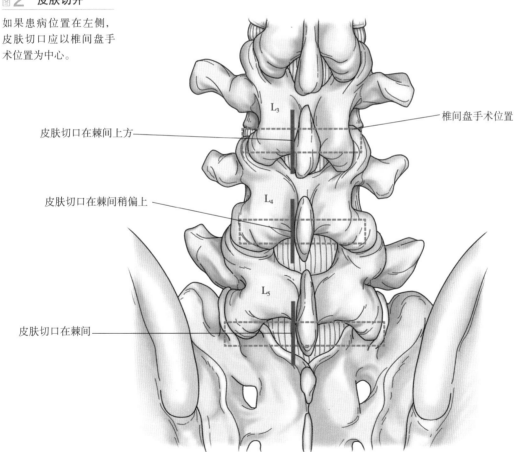

皮肤切口在棘间上方

皮肤切口在棘间稍偏上

皮肤切口在棘间

L$_3$

L$_4$

L$_5$

椎间盘手术位置

椎弓间分离

◀ 椎旁肌群的剥离操作

将腰背筋膜从棘上韧带外侧缘切断后，可以看到腹肌。首先在下位椎弓的棘突侧面，用骨膜剥离子（Cobb spinal elevator）将肌肉从骨膜下剥离。上位椎弓的棘突也用同样的方法将肌肉剥离。将这两个部位剥离的肌肉向外侧牵引，用手术电刀切断其中的多裂肌肌腱性组织可以分离椎弓间（图 3a）。这项操作必须从尾侧向头侧进行（图 3b）。这是腰椎后方手术分离的基本操作。这项操作熟练后，做小切口手术时，从上位椎弓的棘突中央剥离多裂肌后，就能够用手术电刀将棘突尾侧的多裂肌肌腱性部分切断，通过将下位椎弓上缘从骨膜下剥离的方式，也可以进行小切口手术。

◀ 骨膜剥离子的使用方法

骨膜剥离子的方向非常重要，首先准确置于棘突侧面，像是按压在棘突上一样。一边用骨膜剥离子获得骨的触感，一边向腹侧、椎板移动，将肌肉剥离（图 4a）。这时，助手将纱布塞入骨膜剥离子所在的椎弓上，将骨膜剥离子旋转 180°，钝性剥离关节突关节（图 4b）。这样可以保留关节突关节囊。

另外，老年患者可能会存在关节突关节肥大或发育性狭窄的状况，如果强行将骨膜剥离子向外侧分离，可能会导致骨折等。因此，在关节突关节囊根部，一次分离骨膜，要用骨膜剥离子和椎板拉钩等工具将关节突关节最后侧附近的椎旁肌向关节囊上的外侧牵引分离（图 4c）。

图 **3** 椎旁肌群的剥离操作

a：多裂肌肌腱性组织的切断　　　　　　　　　b：操作顺序

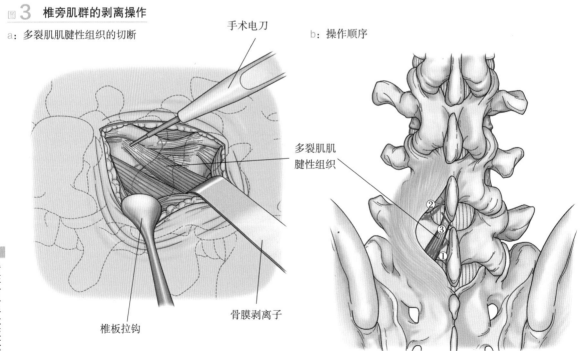

手术电刀

多裂肌肌腱性组织

椎板拉钩　　　　　　　骨膜剥离子

图 4 骨膜剥离子的使用方法

a：从棘突到椎板

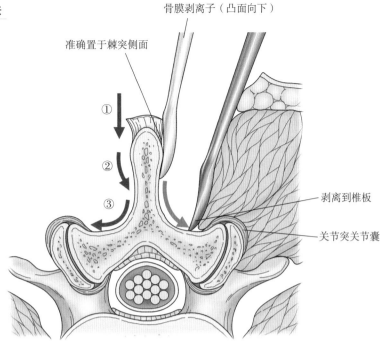

骨膜剥离子（凸面向下）

准确置于棘突侧面

剥离到椎板

关节突关节囊

b：关节突关节上

骨膜剥离子旋转180°

纱布

凸面向上

塞入纱布

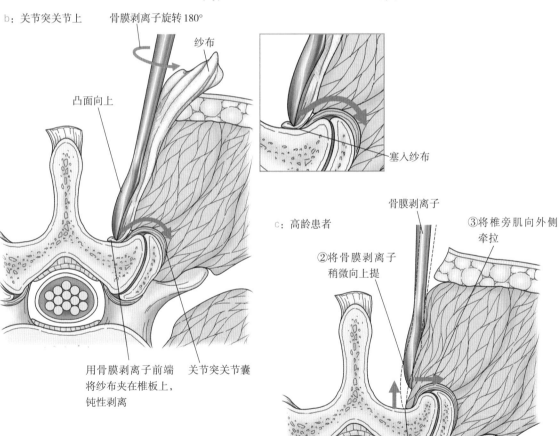

用骨膜剥离子前端
将纱布夹在椎板上，
钝性剥离

关节突关节囊

c：高龄患者

骨膜剥离子

③将椎旁肌向外侧
牵拉

②将骨膜剥离子
稍微向上提

①在关节突关节囊根部停止分离

◀ 椎弓间分离

　　如果将椎旁肌完全剥离的话，在关节突关节外侧（如果是 L_4/L_5 椎间，就在 L_5 上关节突出外侧）使用椎板拉钩，利用 1 kg 的重锤进行固定，确保手术视野清晰。使用髓核钳及锐匙等器械将残留在椎弓和椎弓间的软组织完全清理，确保黄韧带的上、下缘在直视视角内。特别是清理关节外侧和尾侧的关节突关节内侧的软组织时，黄韧带是从下位椎弓上缘剥离时的标识，可以起到非常大的作用（图 5）。

图 **5**　椎弓间分离

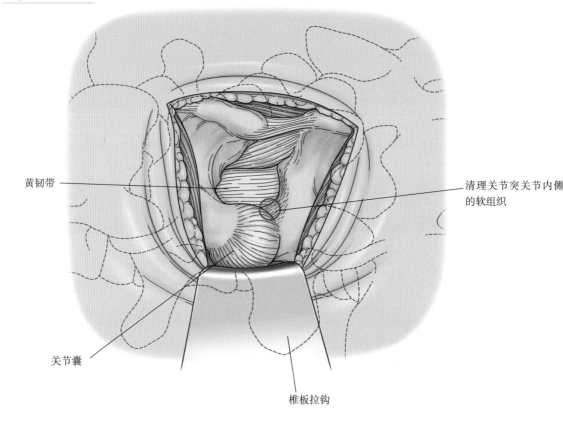

黄韧带

清理关节突关节内侧的软组织

关节囊

椎板拉钩

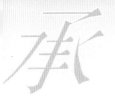

椎板间开窗

椎板间开窗~
黄韧带切除

通常，椎板间开窗的范围从黄韧带上缘开始，外侧至神经根外侧缘。虽然有的 L_5/S_1 椎间盘突出不需要进行骨切除，但是通常要切除部分椎板。如果是上位椎板的话，上位椎板部分的切除量会增加（图6a），黄韧带在上位椎板正中的腹侧中央，到外侧上 1/3 高度。对于下位椎板来说，只存在于其上缘，黄韧带正中的附着部位的高度通常会贴合椎间盘的高度（图6b）。

建议 ● 熟知椎间盘高度和黄韧带的关系，确定椎板的切除范围。

图 **6** 椎板间开窗～黄韧带切除

a：椎板间开窗

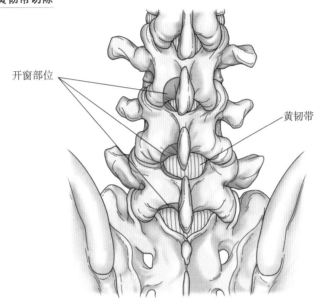

开窗部位

黄韧带

b：黄韧带附着部位

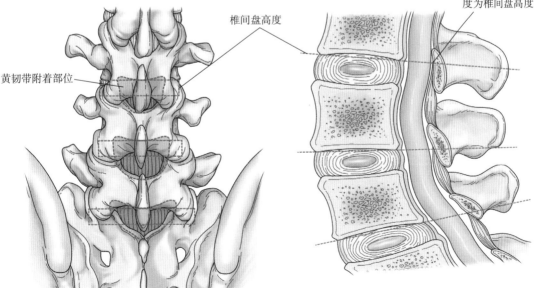

黄韧带附着部位

椎间盘高度

黄韧带附着部位的高度为椎间盘高度

黄韧带切除

从上位椎板腹侧剥离黄韧带

使用锐匙和神经剥离子进行剥离。使用锐匙剥离最重要的是，勺面朝向背侧，紧贴椎板腹侧的骨骼，从椎板和黄韧带之间剥离（图7）。

建议

●进行剥离时，粗略估计椎板的厚度非常重要，因为椎板的厚度可作为去除椎板深度的参考。

上位椎板部分切除

头侧黄韧带剥离后，开始切除部分上位椎板。骨切除至椎间盘高度。黄韧带的上位椎板附着部位的最低位置在正中，大概是椎板的 1/2（图 6b）。通常切除到这个高度就已足够。笔者习惯用高速电钻将椎板打薄后，用直径为 6 mm 的单刃刀将其切除，也可用 Kerrison 咬骨钳。

图 **7**　黄韧带的剥离

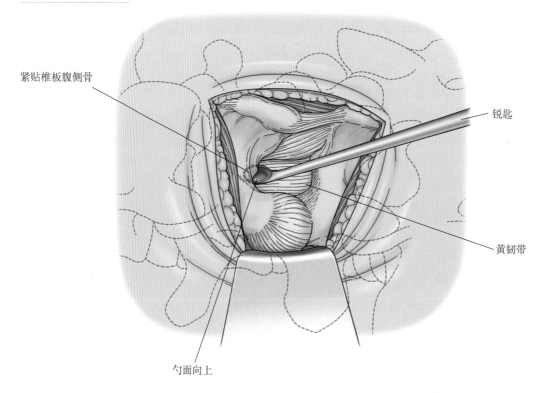

紧贴椎板腹侧骨

锐匙

黄韧带

勺面向上

从下位椎板上缘剥离黄韧带

使用锐匙，确认最上缘后，用锐匙的勺面尽可能地掠过上缘（图8a）。然后将其置于上缘正中部、黄韧带变薄的位置。从头部到上缘按压勺面，使锐匙到达上缘腹侧椎板，沿着椎板的倾斜度插入尾侧后，就安全地到达了硬膜外（图8）。随后用神经剥离子或锐匙将内、外侧的黄韧带从上缘剥离。注意，外侧可能会因为突出导致神经根意外挤压背侧，因此操作一定要慎重。

建议

- 从下位椎板上缘将黄韧带剥离后，通常最高会变薄为1/3（正中间含有棘间韧带，因此外侧1/3比中间1/3厚）。此外，从正中到外侧，将椎板腹侧用神经剥离子等工具从椎板上缘向椎板腹侧进行剥离后，很容易进入外膜腔（图8b）。可用神经剥离子保护硬膜上腔，使用Kerrison咬骨钳切除骨骼。

图**8**

a：确认椎板最上缘

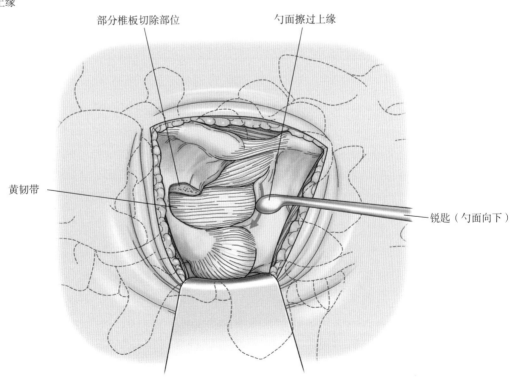

部分椎板切除部位

勺面擦过上缘

黄韧带

锐匙（勺面向下）

图 **8** 从下位椎板上缘剥离黄韧带

b：黄韧带的剥离

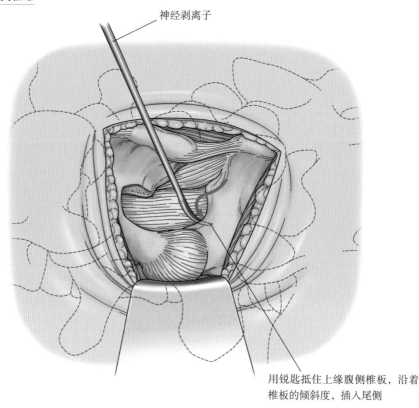

神经剥离子

用锐匙抵住上缘腹侧椎板，沿着椎板的倾斜度，插入尾侧

下位及外侧开窗

下位椎板上缘基本不需要切除骨骼，但是如果椎管狭窄的话，需要开窗 5 mm。切除下位椎板时，用神经剥离子保护硬膜，再使用 Kerrison 咬骨钳切除骨骼。另外，外侧必须达到神经根的外侧边缘，首先在上下椎弓的交叉部位的外侧 1~2 mm 的位置，用手术刀将上位椎弓下关节突的内侧边缘切断。通常这项操作可以确认神经根。如果难以确认神经根，可以切除上关节突内侧缘，以及沿着下位椎板上缘外侧的神经根走向，进行骨切除。

进入硬膜外腔

从上位椎板棘突基底部的黄韧带正中部进入硬膜外腔，用神经剥离子将黄韧带与硬膜剥离的同时，用尖刃刀快速切断尾侧。将剩下的外侧部分提到背侧之上，使用神经剥离子剥离黄韧带的腹侧面（不是从硬膜囊剥离黄韧带，图 9a），可以将粘连的硬膜囊及神经根剥离，而后使用锐匙和 Kerrison 咬骨钳切断并摘除。

建议

- 若患者患有伴随黄韧带肥厚的椎管狭窄症，切除部分上位椎板棘突基底部可以分离黄韧带的正中部位，进而从正中部位的裂口进入硬膜外腔（图9b）。
- 如果患者患有椎管狭窄，必须切除关节突关节内侧的骨组织，首先进行神经根的减压。在神经根未完全减压的状态下进行操作，会导致高度压迫硬膜管。

图9 进入硬膜外腔

a：黄韧带腹侧面的剥离

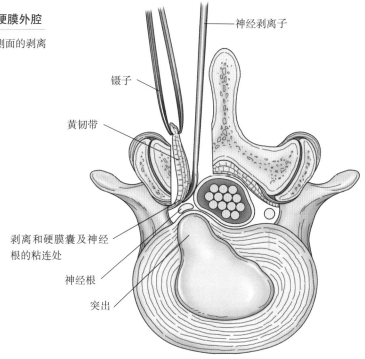

神经剥离子

镊子

黄韧带

剥离和硬膜囊及神经
根的粘连处

神经根

突出

b：上位椎板棘突基底部的
　　部分骨切除

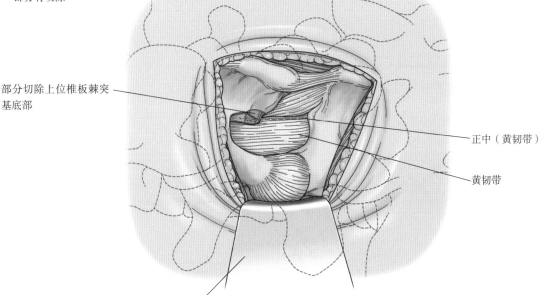

部分切除上位椎板棘突
基底部

正中（黄韧带）

黄韧带

牵引器

建议

硬膜损伤时

● 首先告知麻醉师硬膜损伤，令其将手术台调为头低位。然后用脑棉吸收脑脊液，确认损伤部位。
有一次缝合的可能即可进行缝合，无蛛网膜损伤的孔状损伤不进行缝合，而是让纤维蛋白胶滴
出。如果不能进行缝合，可用筋膜片或人造硬膜进行修复，但是必须多次扩大椎板切除范围。
而且，硬膜损伤时的引流管道要保持等压的状态。

Kerrison咬骨钳的使用方法

● 灵活轻握。

● 不可牵拉切除部位进行切除。

● 切除骨骼时，要边旋转边切除（图10）。

● 用上下刃夹住要切除的组织后切除，即使用时避免上下刃之间混入杂物，就不会引起硬膜损伤等情况。

● 使用Kerrison咬骨钳时，适当地用神经剥离子保护硬膜和神经根非常重要。

平刃手术刀的使用方法

● 分为双刃刀和单刃刀，双刃刀可以自如地控制刀刃，而单刃刀只能直线推进刀尖，不可中途更换方向。

● 紧握刀柄，用引力代替压力。勒紧腋下，固定肘部和胸部后再使用（推荐木制刀柄的手术刀）。

● 扣诊锤也十分重要。在脊椎手术中，刀刃接触神经组织，金属扣诊锤等不利于力度的控制，不推荐使用。笔者比较喜欢用北大式的尼龙扣诊锤。

● 使用手术刀切除骨骼时，有意识地注意声音以及脱落这两项内容，就可以掌握这项操作。最开始，可以用剥离子等工具防护变薄的椎板以及硬膜囊后，不断进行实操。最重要的是养成手感，当感觉到切除内侧骨皮质时，就旋转手术刀，离开骨骼。

图**10** Kerrison 咬骨钳的使用方法

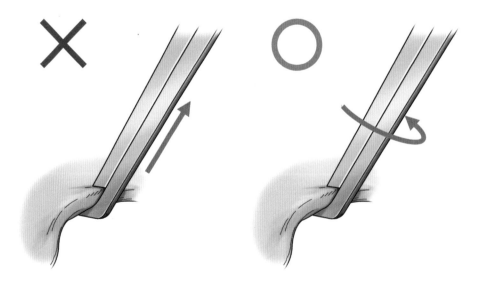

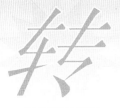

神经根的确认·回缩

将受损神经根充分进行后方减压后移动至椎间盘，可对神经根起到重要的保护作用。未确认神经根之前不可开始椎间盘的操作。神经剥离子2个，或者使用神经剥离子以及内窥镜下腰椎间盘摘除术（micro endoscopic discectomy，MED）用到的扁平状吸管，将神经根分叉部分在椎间盘高度从头部到正中间进行剥离，同时进行确认（图11a）。当分离的术野不能确认神经根时，必须增加骨骼的切除数量。将神经根仔细剥离后，如果能够避开内侧，则将神经根牵开器递给助手。神经根牵开器的使用原则是，不能牵拉神经根，前端必须遵守向下压的原则，而且要轻握。

摘除突出

使用双极电凝将突出上的血管电凝止血（图11b）。确认位置关系后，在后纵韧带或者椎间盘上，用尖刃刀增加十字切口和纵割口。使用神经剥离子等工具按压突出的正上方及周围后，突出就会膨出。使用髓核钳摇晃着将突出一并摘除，也可一片一片摘除（图11c）。

髓核钳不可插入椎间盘内15 mm以上的深度，虽然是摘除手术，但是游离的变性髓核和纤维环有术后复发的可能，因此最好全部摘除。摘除突出可以提高神经根的活动度，因此需要再次确认活动度。

图**11**

a：神经根的回缩

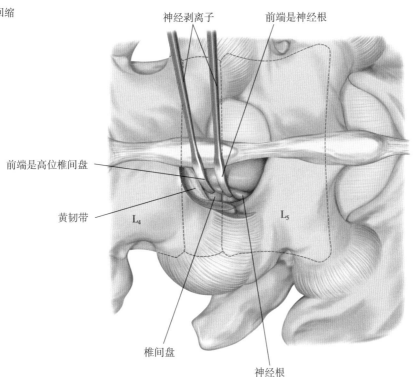

神经剥离子　　前端是神经根

前端是高位椎间盘

黄韧带　　L4　　L5

椎间盘

神经根

图**11** 神经根的确认·回缩～摘除突出

b：突出上血管的处理

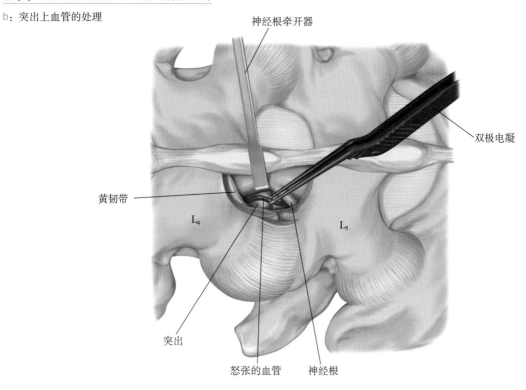

神经根牵开器

双极电凝

黄韧带

L₄

L₅

突出

怒张的血管　神经根

c：突出的摘除

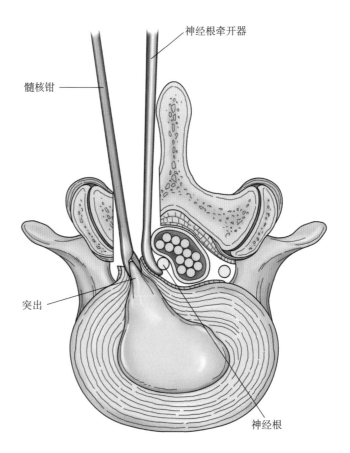

神经根牵开器

髓核钳

突出

神经根

陷阱

- 如果出现大量纤维环的脱出、突出，随着时间的变化，被瘢痕组织被膜覆盖，将其与神经根、外膜连在一起，导致神经根与突出的瘢痕组织的边界不清。此时，需要再次确认从头侧部分到硬膜外侧，以及神经根的分叉部位。这时，可以通过仔细剥离少许神经根，来确认瘢痕组织和神经根之间的分界。如果省略这个步骤，就容易造成硬膜损伤和神经根损伤（图12）。

建议

- 如果为韧带下型，必须确认后纵韧带的腹侧，高位椎间盘的头、尾侧存在的游离突出。
- 若进行10 min以上、5 mm以上的神经根牵引，需要考虑局部缺血的影响，必须解除一次。

图 **12** 大量纤维环的脱出突出

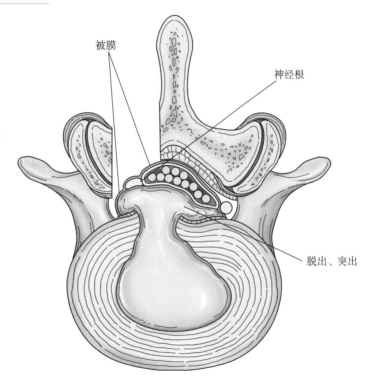

被膜

神经根

脱出、突出

建议 不要向内侧牵引神经根

- 回到最基础的操作，要准确地确认神经根的肩部，从此部位到尾侧，认真向神经根外侧剥离。
- 可能会出现神经根管减压不足的情况，因此需要再次进行神经根管减压，以及通过下位椎弓上关节突出内侧的骨切除来扩大神经根外侧的椎间盘可操作空间，进而在进行椎间盘操作的时候减压。

建议 如果突出在侧隐窝局部

- 首先，准确确认硬膜外缘、神经根内侧以及突出的位置，将突出与硬膜的粘连剥离的同时，将硬膜向正中进行轻微牵引，用小号髓核钳一点点摘除。一边将神经根向正中牵引，一边将突出从侧隐窝摘除。而且一定要注意，神经根的侧隐窝部的硬膜外腔硬膜外静脉丛非常发达，非常容易出血。

建议 如何应对硬膜外出血

- 在确认突出后，应马上切开后纵韧带，但是首先要用双击电凝将突出上的血管电凝止血。发现硬膜外有明显的出血点时，如果能准确地确认出血点，用双击电凝止血即可。如果不能明确出血点，电凝止血百害而无一利。首先使用止血剂，然后用纱布按压，使用生理盐水引流5 min即可止血。从椎间盘突出到硬膜囊腹侧椎体出血时止血会非常难，这时可应用骨蜡。

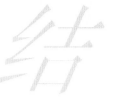

椎间盘内清理~缝合

椎间盘内清理

使用带有引流管的 20 mL 注射器，在加压的状态下，将生理盐水注入椎间盘内部，最好注入 3-5次。必须确认是否有残留的游离椎间盘及纤维环。

神经根减压的确认

摘除突出后，神经根的活动度增强，因此神经根的活动会变得正常。如果没有正常化的话，就说明突出仍有残留。一定要用探针仔细确认后纵韧带的头、尾两侧，特别是正中间的腹侧、椎间孔。如果疑似为骨性原因，可能需要再次减压。

止血

硬膜外静脉丛的出血，可以用双击电凝或局部止血剂等止血。

缝合

留置持续引流管。引流管的容量要在 3 mL 以下，或者在术后 2 d 拔除。缝合腰背筋膜、皮下组织，皮肤使用无菌敷贴（3M）。

当硬膜发生损伤时，需要严密缝合筋膜及皮下组织，预防脑脊液渗漏为重中之重。如果皮肤因为手术电刀出现烧伤等问题或因为开创器产生压挫伤，应立即进行植皮手术治愈表皮创伤。

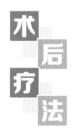

①手术后第 2 天要适应疼痛，下床活动。48 h 后拔去引流管。
②如果手术中出现硬膜损伤，或术后通过引流管确认硬膜损伤，需要卧床休息 3~5d。这时，要在术后第 2 天拔去引流管，引流开口用医用订书机进行缝合。补充充分的营养剂（5% 葡萄糖注射液），慢慢调养，确认头痛的症状消失后，停止补充营养剂。
③通常术后 4 周内使用腰部护具。
④术后 3 周恢复日常活动，术后 6~8 周恢复体力劳动，8 周以后可以开始运动。

参考文献

[1]千葉一裕. 腰椎椎間板ヘルニアに対する髄核摘出術. 執刀医のためのサージカルテクニック 脊椎[M]. 德橋泰明編. 東京：メジカルビュー社，2004：6-15.

[2]小宮節郎総監訳. Rothman-Simeone The Spine 脊椎・脊髄外科[M]. 原著5版. 京都：金芳堂，2009：967-991.

治疗腰椎间盘突出的内窥镜下腰椎间盘摘除术（MED）

川口市立医疗中心骨科　大岛正史

适应证

① 使用与传统治疗方法相同的保守治疗无效的腰椎间盘突出。

② 椎间盘高位上移，椎板间孔变窄。因此，掌握了处于初期的 L_5/S_1 椎间盘突出后，可以挑战 L_4/L_5、L_3/L_4 椎间盘突出。

③ 突出的形态变为向头、尾侧转移的突出、中央突出、最外侧突出、复发突出，手术难度增加。因此，建议首先在 L_5/S_1 高度，进行 10 例左右椎间盘突出手术。

术前模拟

术前准备	● 神经学诊断结合影像学诊断 ● 通过MRI检查了解突出形态 ● 通过CT检查确认是否出现椎体后缘终板变形与韧带骨化
手术体位	● 减轻腹压 ● 预防误判手术位置
各部位的确认	● 使用透视扫描仪确认棘突、头侧椎弓下缘、尾侧椎弓上缘、关节突关节、椎间盘突出
皮肤切开	● 在椎间盘突出部位纵割
方向的把握	● 切开皮肤、筋膜后，通过手术导航分离椎板、棘突基底部、关节突关节，并熟悉状况
管状牵开器的设置	● 将管状牵开器放置在合适的位置
内窥镜的设置	● 将内窥镜放置在最合适的位置
椎板切除	● 使用钻头切除部分椎板
黄韧带切除	● 用手术用骨钳切除黄韧带

起

承

转

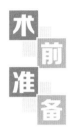

摘除突出	● 确认硬膜、神经根和突出的椎间盘 ● 用钳子摘除突出
神经根减压的确定	● 确认硬膜神经根的减压 ● 注入生理盐水防止组织残留
缝合	● 止血的确认 ● 留置引流装置

术前准备

①确认影像学诊断与神经学诊断一致。对于 L_5/S_1 椎间盘突出，跟腱反射减退或消失有利于诊断。

②使用 X 线检查确认是否有侧弯，是否椎间不稳，是否存在滑脱，固定的必要性以及是否只摘除突出。

③使用 MRI 检查确认突出形态（椎间盘突出处的突出，转移至头尾侧的突出，中央突出，最外侧突出，复发突出）以及后纵韧带是否穿破，椎间孔是否病变。

④使用 CT 检查确认是否存在椎体后缘终板变形以及韧带骨化，是否存在骨性椎间孔狭窄。

⑤术前再次确认是否麻醉，以及麻醉的程度。

手术体位

①使用腹部支撑架（Hall frame）充分减轻腹压（图 1）。

②为了缓解坐骨神经紧张以及打开椎板间，让髋关节尽可能保持屈曲姿势。

③为了预防误认手术位置，尽可能将要进行手术的椎间盘部位与手术床保持垂直角度。在 L_5/S_1 进行手术时，通常必须升高手术床，为防止患者躯干滑落，需要用约束带固定臀部。

图1 **手术体位**

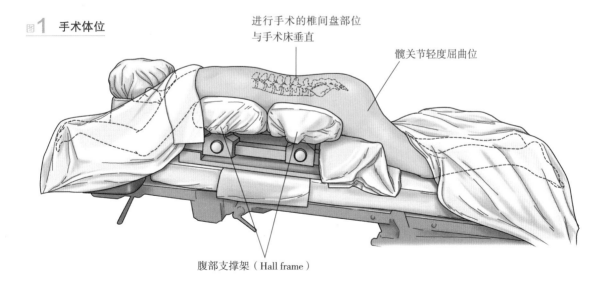

进行手术的椎间盘部位
与手术床垂直

髋关节轻度屈曲位

腹部支撑架（Hall frame）

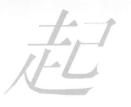

各部位的确认

首先使用侧面影像，将要进行手术的椎间盘尽可能与手术床垂直（图2）。

然后利用正面影像，确认棘突的位置、头侧椎板下缘、尾侧椎板上缘、关节突关节内侧部位以及要进行手术的椎间盘，然后在皮肤上做记号（图3）。

图2　调整手术床

调整手术床，将要进行手术的椎间盘尽可能与手术床垂直。

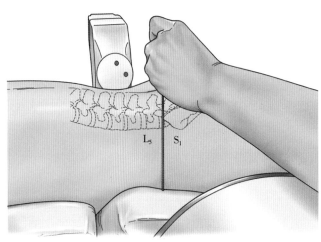
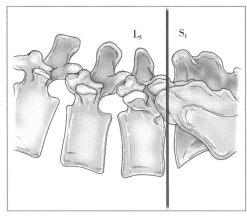

图3　使用透视扫描仪确认部位

利用正面影像确认棘突的位置、头侧椎板下缘、尾侧椎板上缘、关节突关节内侧部位、椎间盘的手术位置。

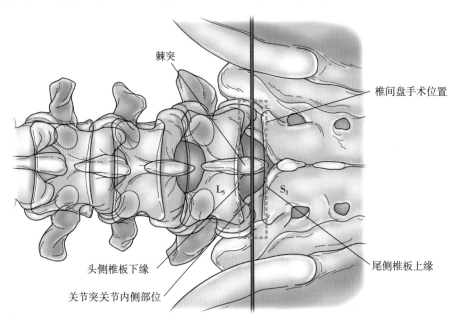

棘突

椎间盘手术位置

头侧椎板下缘

关节突关节内侧部位

尾侧椎板上缘

皮肤切开

在进行手术的椎间盘位置，从正中向外侧 10 mm 的位置开约 16 mm 的纵割口。通常情况下，L_5/S_1 椎间盘突出不需要切除椎板，即便切除也只切除一小部分。如果是高位椎间盘突出，必须切除头侧椎板，皮肤切口位于头侧椎板（图 4）。

建议 初期皮肤切口要稍大一些

- 初期如果皮肤切口较小，肌肉组织进入手术牵开器后，会影响手术视野，进而影响使用内窥镜时的操作，因此不要拘泥于小切口，5 mm 长的皮肤切口更好。

图 4 确认方向以及皮肤切开

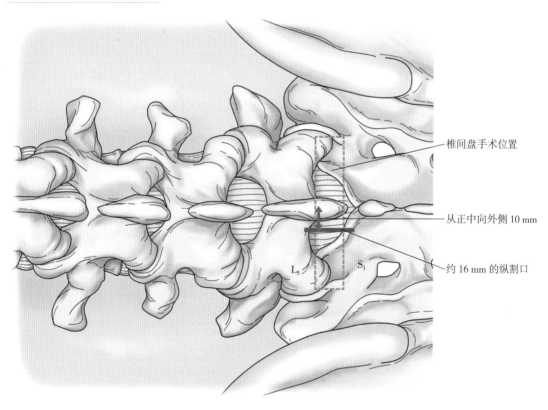

椎间盘手术位置

从正中向外侧 10 mm

约 16 mm 的纵割口

L_5 S_1

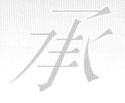

方向的把握

切开皮肤、筋膜后，按照指示剥离肌层，通过手指探查对棘突基底部、椎板、椎板间以及关节突关节内侧进行触诊，同时将其分离，熟悉方向（图5）。

管状牵开器的设置

随后，按顺序植入扩张器，并将管状牵开器植入至最合适的位置。植入扩张器和牵开器时，要时刻注意不要让肌肉组织进入牵开器。管状牵开器的直径有 16 mm 和 18 mm 两种，长度有标准和短型两种。根据临床使用经验，推荐使用直径 16 mm 的短型牵开器。

> **建议** 怎样才能避免肌肉组织进入管状牵开器
>
> ● 对于肌肉组织非常紧实或通过手指探查方位不明确的病例，可使用3号椎板拉钩和小型骨膜剥离子将其分离（图6），通过完全分离椎板与椎板间的黄韧带，可使视野更加清晰，便于确认方位，在使用椎板拉钩的状态下植入扩张器，防止肌肉组织进入牵开器。

图 5 手指探查

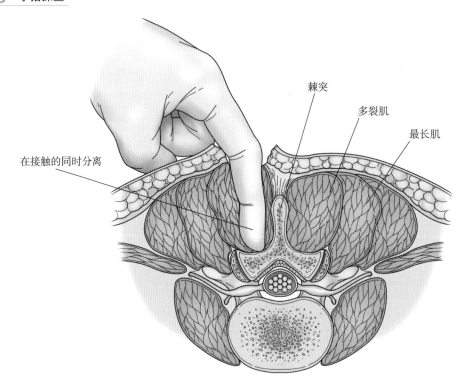

棘突

多裂肌

最长肌

在接触的同时分离

灵活臂的固定强度要达到在手术中管状牵开器不能上浮的程度。在随着管状牵开器移动而产生细微移动的状态下，术中只要稍微移动，就能看到想要看到的位置，手术钳也能达到这个位置。如果固定太紧，就会损坏灵活臂（图7）。

当不熟悉手术或管状牵开器向头、尾两侧倾斜时，要在设置管状牵开器的同时植入透视装置，确认手术位置（图8）。

图 6 用3号椎板拉钩和小型骨膜剥离子分离

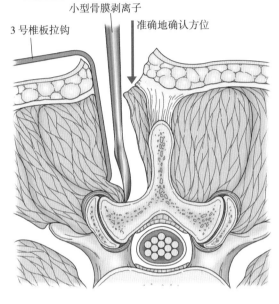

小型骨膜剥离子

3号椎板拉钩

准确地确认方位

图 7 灵活臂的设置

灵活臂的固定强度为镜头移动后，灵活臂能稍微移动的程度。

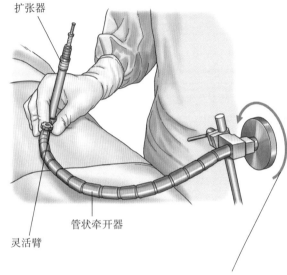

扩张器

管状牵开器

灵活臂

将管状牵开器固定为稍微能移动的程度

图 8 确认管状牵开器的设置位置

设置后，用透视装置确认方位。

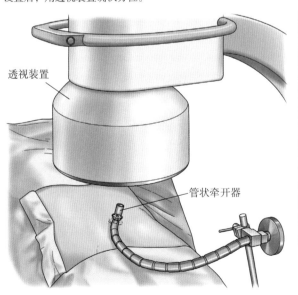

透视装置

管状牵开器

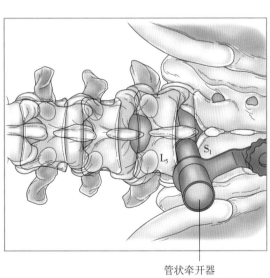

L₅

S₁

管状牵开器

内窥镜的设置

使用内窥镜来确认头侧和尾侧的椎体及椎间盘。监视器画面的方向要与主刀医生的视野保持一致，如果从左侧开始处理，画面左侧为头侧，右侧为尾侧。

建议 内窥镜的最佳设置是手术成功的关键
- 使用透视装置熟悉突出椎间盘、头侧椎体、尾侧椎体、棘突以及关节突关节的实际位置关系，将牵开器植入合适的位置即为手术成功的关键。在手术中，如果不明确方位无法开展手术，容易误认椎体节数，切除不必要的关节突关节，还可能会造成硬膜损伤。因此，术前用透视装置摸清情况，决定合适的皮肤切口位置，十分重要。

建议 如果监控画面不清楚
- 可能有以下3种原因：进入管状牵开器的肌肉组织等遮挡光线；摄像头、探测仪被污染；光源电缆断裂。手术开始前，用棉棒清洁镜头，定期清洁探测头，以及确认光源电缆是否断裂等检查流程非常重要（图9）。

图**9** 探测仪及摄像头的检查
手术前用棉棒清除探测仪及摄像头上的污渍。

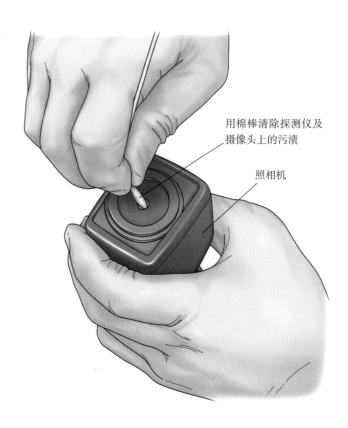

用棉棒清除探测仪及摄像头上的污渍

照相机

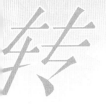

椎弓切除

椎弓切除~
黄韧带切除

使用内窥镜用的钻头（3~4 mm），根据患者的具体状况，切除部分椎弓（图 10）。椎弓的切除范围参考术前 X 线正位片影像及 MRI 测出的突出形态来决定。通常情况下，根据病患情况，会切除 L_5/S_1 节的头侧椎弓下缘 0~2 mm，L_4/L_5 节的头侧椎弓下缘 5 mm，外侧会切除头侧椎的下关节突内侧 3 mm，尾侧椎弓的上缘会切除外侧椎间孔入口部分 3 mm。

切除尾侧椎弓时，因为黄韧带附着在椎弓上缘，所以切除椎弓的操作极有可能引起硬膜损伤，一定要注意。实际的切除量与电钻头差不多大。最开始如果椎弓切除量不够，会给手术增加难度，强行操作可能会引起神经损伤等危险，因此在切除黄韧带前，需要将椎弓切除。

习惯右手可用右手操作骨钻，左手持吸引器，吸出切骨时飞扬的骨屑，防止其污染探测仪。在这个过程中，助手会用注射器给予少量生理盐水，但是水量太多会滴到镜片上，影响手术视野，因此需要控制给水量。

 图 10 椎弓切除

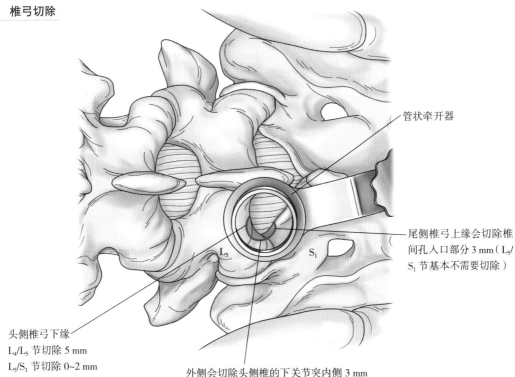

管状牵开器

尾侧椎弓上缘会切除椎间孔入口部分 3 mm（L_5/S_1 节基本不需要切除）

L_5　　S_1

头侧椎弓下缘
L_4/L_5 节切除 5 mm
L_5/S_1 节切除 0~2 mm

外侧会切除头侧椎的下关节突内侧 3 mm

建议 左手使用吸引器的要点（图11）

- 将使用骨钻切除椎弓时飘散的骨屑吸出。
- 左手持吸引管在吸除出血的同时避开软组织（黄韧带、硬膜囊及神经根）。

建议 内窥镜的位置

- 手术时，内窥镜的位置非常重要，要放置在视野内和操作简便的位置。内窥镜是25°的斜视镜，提供与内窥镜位置相反25°倾斜的视野。因此，如果器械从左侧进入身体，切除头侧椎弓时要设置为2~3点钟位置，外侧的操作为11~1点钟位置，椎间孔的操作为10点钟位置。虽然不容易理解，但是可以随着内窥镜的移动来确认视野，更容易掌握。

图**11** 双手的操作

左手使用吸引管并进行组织的牵引。

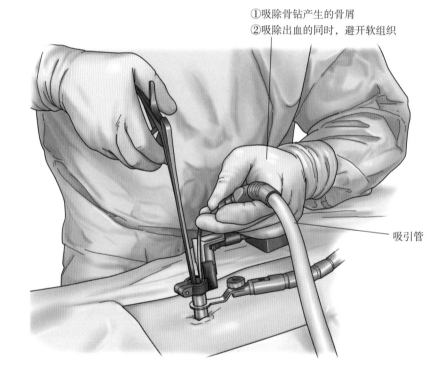

①吸除骨钻产生的骨屑
②吸除出血的同时，避开软组织

吸引管

黄韧带切除

　　切除椎弓后，需要确认并切除部分黄韧带。黄韧带的切除方法：使用小号圆刃刀横切黄韧带浅层（图 12a），随后用小刮匙将黄韧带浅层从头、尾两侧打开，使用神经剥离子使黄韧带深层从头、尾两侧裂开，使用球状探头确认其是否与硬膜外腔粘连（图 12b），再使用 Kerrison 椎板咬骨钳将其切除（图 12c）。如果黄韧带浅层也用剥离子将头、尾两侧打开，则需要使用球状探头确认浅层和深层之间的位置，然后用 Kerrison 椎板咬骨钳将其切除。

　　切除尾侧椎弓时，注意不要损伤硬膜。

图 **12**

a：黄韧带的浅层处理

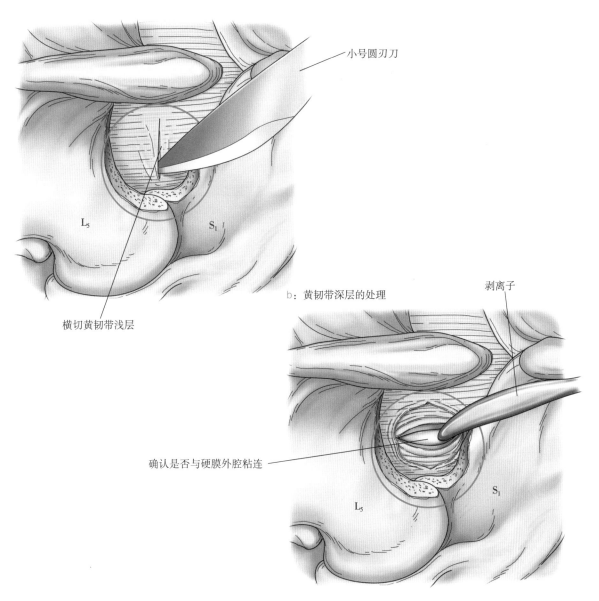

小号圆刃刀

L₅

S₁

横切黄韧带浅层

b：黄韧带深层的处理

剥离子

确认是否与硬膜外腔粘连

L₅

S₁

图 **12** 黄韧带切除

c：黄韧带切除

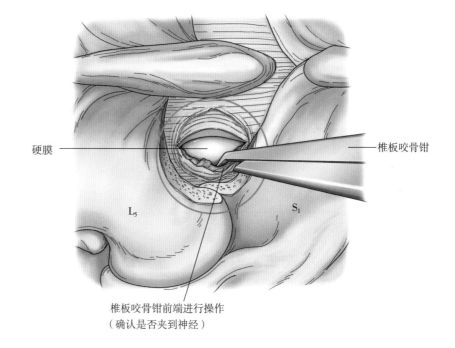

硬膜

椎板咬骨钳

L₅

S₁

椎板咬骨钳前端进行操作
（确认是否夹到神经）

建议

为避免硬膜及神经根损伤，需要

● 如果没有发现粘连情况就牵引黄韧带或进行Kerrison椎板咬骨钳的盲目操作，会造成硬膜或神经根损伤。因此，在使用Kerrison椎板咬骨钳之前，必须使用球状探头等器械确认是否存在粘连情况。另外，每次都要观察监视器来确认是否夹到神经，这是十分重要的（图12c）。如果已经知晓神经根分叉异常的相关状况，需要进入大脑腔隙的同时，进行手术（图13）。

图 **13** McCulloch 分类

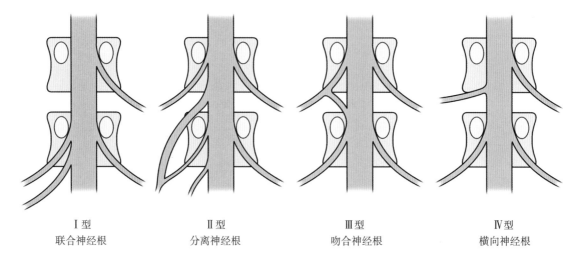

Ⅰ型
联合神经根

Ⅱ型
分离神经根

Ⅲ型
吻合神经根

Ⅳ型
横向神经根

摘除突出

确认神经根

确认硬膜囊和神经根（图14）。椎间盘突出会挤压神经根出现相应的症状，大多数情况下，切除神经根的节段不容易区分。如果将其误认为硬膜囊或神经根，错误地向内侧强力牵引，就会导致神经根分叉，进而损伤神经根，这样非常危险。因此，确认神经根非常重要。

神经根的确认通常从头侧开始，但是因为突出的原因，也有的病例从尾侧开始确认比较容易。操作时，需要给外侧及椎间孔入口处充分减压。根据色调及移动状态来判断硬膜和神经根。

摘除突出

向内侧牵引神经根，确认突出（图15）。在这一节确认好硬膜外的血管后，使用双极电凝止血凝固。将髓核钳插入椎间盘时，钳子开口处以下不能再继续插入椎间盘，这样可以预防椎间盘切除过量以及出现前方的血管损伤。

建议

必须熟悉

- 虽然内窥镜有视野清楚的优点，但是如果不充分止血，反而会影响视野。如果不熟悉解剖位置就无法判断韧带、突出物、硬膜囊、神经根，因此熟悉这些部位非常重要。分辨硬膜和神经根时要牢记，硬膜是稍微发青的白色，神经根的颜色更白，还要根据粗细、走向来确认（图14）。神经组织和毛细血管看起来是透明的，黄韧带和后纵韧带则比神经颜色稍黄，硬膜外静脉丛以外的毛细血管走行不可见，可以成为鉴别的依据（图15）。

神经根减压的确认

摘除突出后，需要根据影像学结果比较实际摘除突出的量，检查硬膜、神经根的活动度后，确认减压状况。

建议

使用双极电凝止血、可吸收止血纱压迫止血

- 如果出血源明确，硬膜外血管出血时可使用双极电凝止血。如果出血源不明确，则可用可吸收止血纱布压迫止血。通常情况下，只要等待3 min，就可止血（图16）。这期间可以避开出血周围的操作，等待止血后进行其他操作。如果此方法止血无效，可以使用封闭剂进行止血。

图14　硬膜和神经根的区别

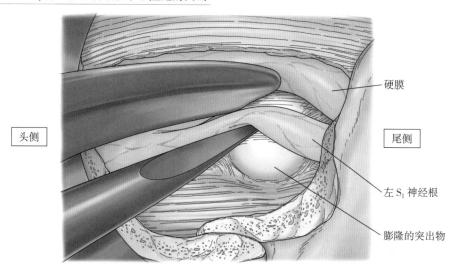

黄韧带

硬膜
（稍微发青的白色）

头侧

尾侧

后纵韧带

左 S_1 神经根
（比硬膜白）

图15　向内侧牵引的左 S_1 神经根和后纵韧带下隆起的突出

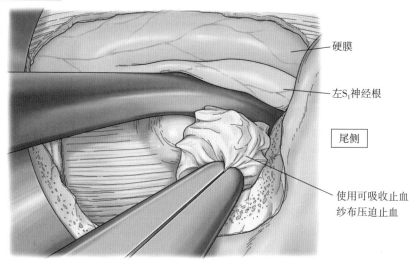

头侧

尾侧

硬膜

左 S_1 神经根

膨隆的突出物

图16　当出血源头不明确时的止血操作

在左 S_1 神经根的外侧确定硬膜外
静脉丛出血时，可使用可吸收止
血纱布压迫止血。

硬膜

头侧

尾侧

左 S_1 神经根

使用可吸收止血
纱布压迫止血

建议 硬膜损伤的对策

- 如果马尾神经的神经束未从小孔突出，则不需要缝合硬膜。神经束突出的硬膜损伤才需要缝合硬膜。虽然可在内窥镜下完成硬膜缝合，但是如果不顺手，就会增加难度。因此，建议不要一味地在内窥镜下缝合，可以扩大几倍开口，安装牵引器，在直视下进行缝合。不论是硬膜上的针孔，还是需要硬膜缝合，都可以使用PGA可缝合线和纤维蛋白封闭剂来修补硬膜。

缝合

清洁后，留置一根引流管。目光确认引流管的前端。这时，需要借助内窥镜的光源来最终确认引流管的前端并减压。之后，在筋膜和皮肤下缝合3~4针，表皮用约束带固定后，结束手术。第2天拔除引流留管。

要点 建议

- 与传统的Love法相比，内窥镜下腰椎间盘摘除术（MED）损伤较小，其最大的优点是，在清晰的视野下，探测仪和镜头距离神经较近，因此能在良好的视野下安全地进行手术。但是，一旦内窥镜放置位置不当，镜头无法正常工作，出血影响视野，就会出现盲目的操作，反而带来危险。因此，内窥镜的最佳设置，镜头正常工作，左手的吸引及牵引操作，正确的止血操作，以及操作的熟练程度是手术成功的关键。

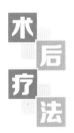

①手术当天卧床静养。术后第2天开始步行。
②通常来说，术后3周内根据症状要穿医用护具，术后2~3个月进行重体力劳动者及中老年人需要穿软性护具。
③术后2~3周可恢复办公室工作、轻体力劳动，重体力劳动以及运动6周以后开始较好。

参考文献

[1]吉田宗人. 内視鏡下脊椎後方手術の実際[M]. 京都：金芳堂，2005.

[2]McCulloch J A. Principles of Neurosurgery for Lumbar Disc Disease[M]. New York：Raven Press，1979.

治疗腰椎椎管狭窄症的棘突纵割式椎弓切除术

庆应义塾大学医学部骨科学　**渡边航太**

适应证

①椎管内出现病变的腰椎椎管狭窄症。不适合椎间孔狭窄症及椎间孔外狭窄症的病例。

②向减压椎间前移、侧移时不存在明显不稳定的腰椎椎管狭窄症。

③如果伴随脊柱变形或脊柱的冠状面和矢状面失衡，需要慎重考虑是否进行手术。

术前模拟

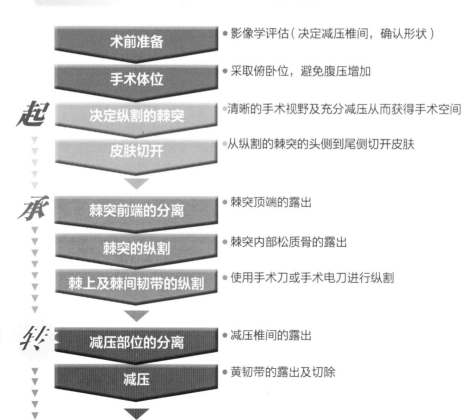

起

术前准备	●影像学评估（决定减压椎间，确认形状）
手术体位	●采取俯卧位，避免腹压增加
决定纵割的棘突	●清晰的手术视野及充分减压从而获得手术空间
皮肤切开	●从纵割的棘突的头侧到尾侧切开皮肤

承

棘突前端的分离	●棘突顶端的露出
棘突的纵割	●棘突内部松质骨的露出
棘上及棘间韧带的纵割	●使用手术刀或手术电刀进行纵割

转

| 减压部位的分离 | ●减压椎间的露出 |
| 减压 | ●黄韧带的露出及切除 |

结

| 缝合 | ● 棘突的缝合、重建
● 术后并发症及其对策 |

| 术后的并发症及其对策 | ● 硬膜损伤
● 硬膜外出血 |

术前准备

①利用脊柱全长 X 线片以及前、后屈体位时的 X 线片来确认患者是否出现适应证中的②、③提到的情况。

②椎间减压位置根据所需手术高位的临床症状、神经系统症状以及 MRI 和脊椎 CT 造影影像共同决定。

③术前，拍摄 X 线片和 CT 检查了解棘突的形状（宽度、从前端到椎管的长度），棘突是否排成直线（如果有轻度侧弯，会从正中偏移）。这些信息对于棘突纵割来说非常有用。

④确认关节突关节的形状，如果骨赘增生从尾部脱出，纵割后，就无法向外侧分离。此外，需要确认椎管的形状，特别是外侧凹陷部分的形状。神经组织减压时，以上信息对判断去除多少骨骼非常有用。

手术体位

①采取俯卧位，同时，为了给腹部充分减压，需要使用腹部支撑架（图 1）。肥胖等原因压迫腹部会导致腹压上升，增加硬膜外出血的可能。

②髋关节和膝关节呈轻度屈曲位。

图1 手术体位

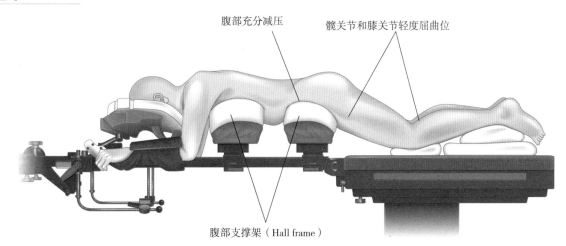

腹部充分减压　　　髋关节和膝关节轻度屈曲位

腹部支撑架（Hall frame）

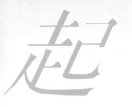

决定纵割的棘突

决定纵割的
棘突~
　皮肤切开

对减压椎间头侧的棘突进行纵割操作。

建议 ● 若为L$_4$/L$_5$椎间进行减压，则对L$_4$棘突实施纵割操作（图2）。如果为L$_3$/L$_4$、L$_4$/L$_5$的2个椎间减压，
对L$_3$、L$_4$棘突进行纵割后，就会得到视野清晰、充分减压的操作空间（图3）。对L$_4$棘突和L$_3$棘突
的尾侧1/2进行纵割，虽然可以保存L$_3$棘突的基底部，但是可能会因为棘突出现不完全骨折导致
术后疼痛稍微增强（图4）。

图**2** L$_4$ 棘突的纵割

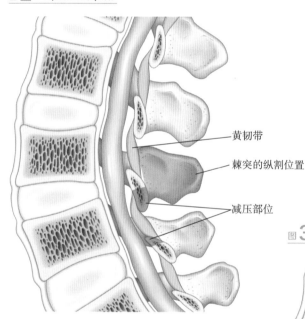

黄韧带

棘突的纵割位置

减压部位

图**3** L$_3$、L$_4$ 棘突的纵割

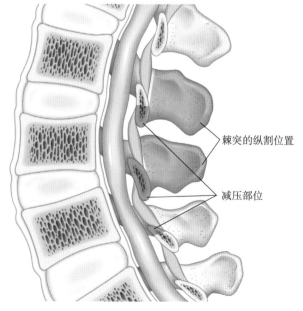

棘突的纵割位置

减压部位

皮肤切开

以 L_4/L_5 的椎间减压为例进行介绍。从进行纵割的棘突（L_4）头侧到尾侧椎间（L_4/L_5）切开皮肤（图 5）。

建议

• 为了保持椎间部分良好的视野，皮肤切口也可向尾侧延长1~1.5 cm。

图 **4**　L_4 棘突和 L_3 棘突尾侧 1/2 的纵割

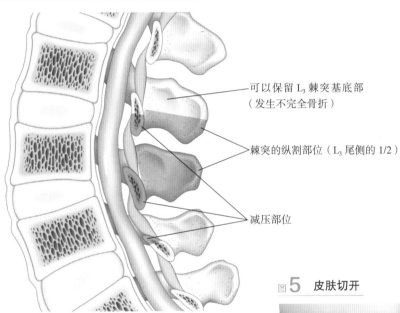

可以保留 L_3 棘突基底部
（发生不完全骨折）

棘突的纵割部位（L_3 尾侧的 1/2）

减压部位

图 **5**　皮肤切开

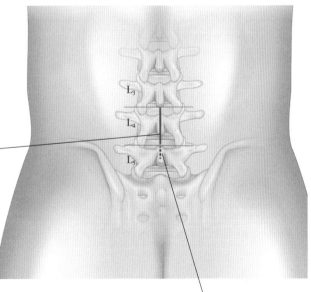

从 L_3 棘突下缘开始到
L_5 棘突上 1/3 处切开
皮肤

为了确保视野，皮肤切口可向尾侧
延长 1~1.5 cm

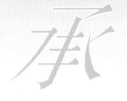

棘突前端的分离

使用手术电刀将皮下脂肪切开，露出棘突前端（图6）。

建议

● 如果棘突前端的头、尾两侧较短，棘突的宽度及棘突的位置就会变得模糊。此时可将棘突前端的软组织剥离，露出骨组织，但是要将剥离范围控制在最小范围。

棘突的纵割

使用直径2 mm的外科锥削去棘突前端的骨皮质，露出棘突内部的松质骨（图7）。

建议

● 使用Kelly钳或Pean钳，将棘突的左、右两侧筋膜固定后，即可在正中位置发现目标（图7）。

在同一部位，使用10 mm宽的骨凿将棘突纵割（图8）。

图**6**　**棘突前端的分离**

切开皮下脂肪，露出棘突的上端。

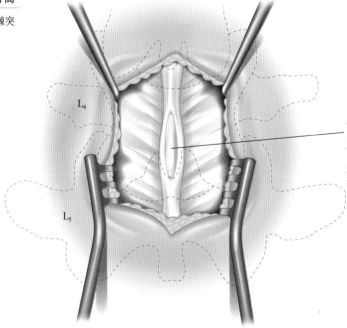

虽然可以露出棘突前端的骨皮质，但是从棘突前端剥离软组织时，一定要将其控制在最小范围

图 **7** 棘突的去除

使用直径 2 mm 的外科锥削去棘突前端的骨皮质，露出松质骨。这时，使用 Kelly 钳或 Pean 钳确认棘突的宽度，找到正中位置。

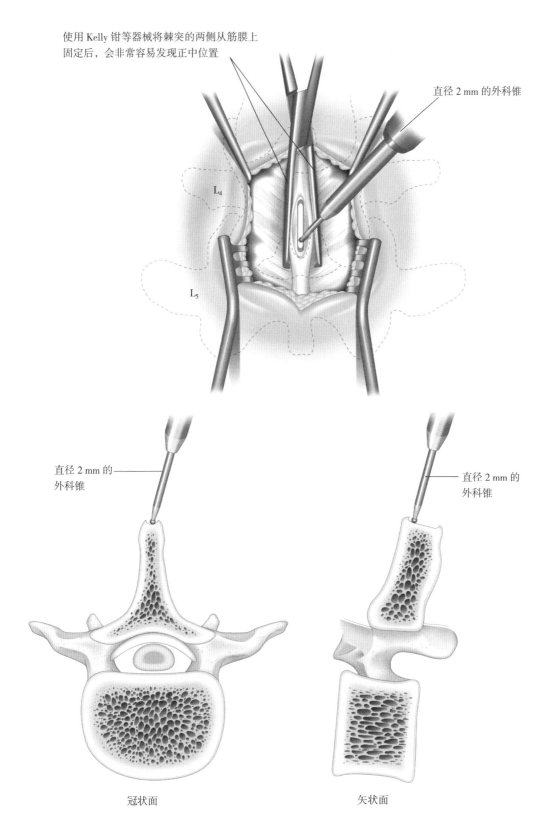

使用 Kelly 钳等器械将棘突的两侧从筋膜上
固定后，会非常容易发现正中位置

直径 2 mm 的外科锥

L_4

L_5

直径 2 mm 的
外科锥

直径 2 mm 的
外科锥

冠状面

矢状面

图 **8** 棘突的纵割

使用骨凿纵割棘突。使用 10 mm 宽的骨凿。术前准备直骨凿和弯骨凿。使用直骨凿纵割棘突，然后使用弯骨凿将纵割的棘突基底部从椎弓分离。

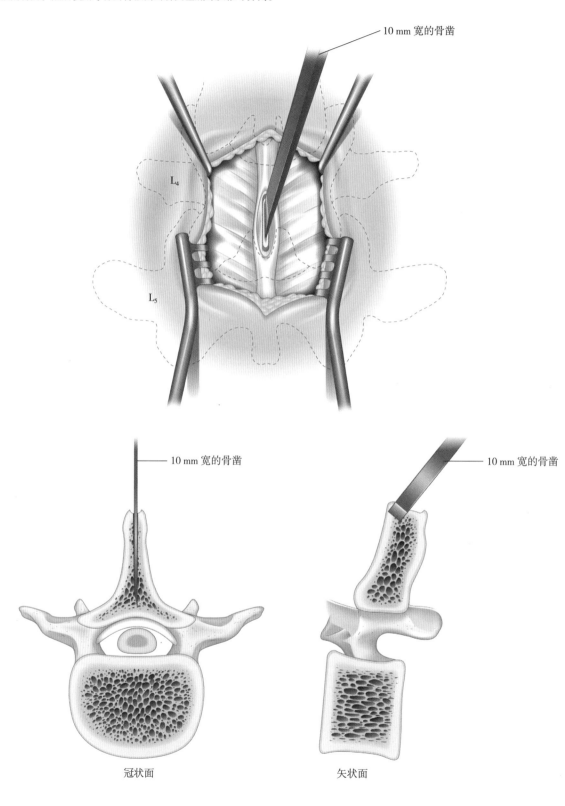

10 mm 宽的骨凿

L₄

L₅

10 mm 宽的骨凿

10 mm 宽的骨凿

冠状面

矢状面

建议 • 使用直骨凿纵割棘突，然后用弯骨凿将纵割的棘突基底部从椎弓分离，也可用骨膜剥离子进行剥离（图9）。术前使用CT测量棘突的长度，通常，2~2.5 cm没有问题。

图 **9** 将棘突基底部从椎弓分离

使用牵开器将减压间露出，向外侧分离时，通常不用露出关节突关节，就能有清晰的视野。

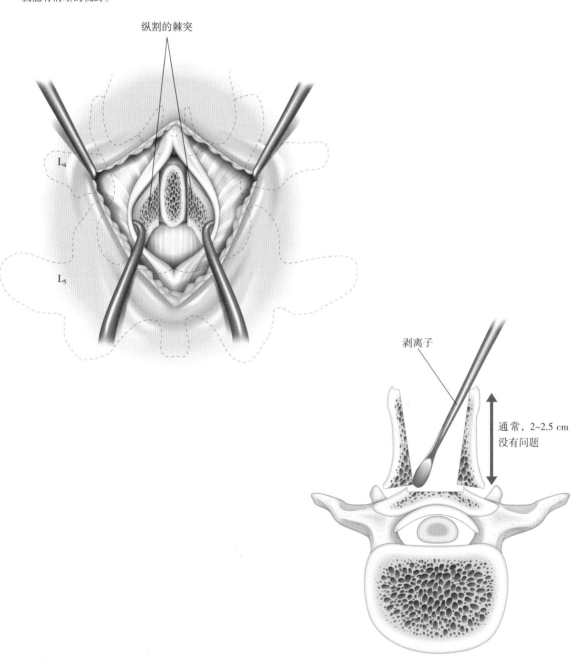

纵割的棘突

L₄

L₅

剥离子

通常，2~2.5 cm
没有问题

建议

● 使用骨凿纵割棘突之前，先从棘突前端插入小刮匙，将棘突内部的松质骨纵向切开后，可在不损伤直到棘突基底部的骨皮质的情况下完成纵割（图10）。之后，使用骨凿将头、尾两侧的骨皮质纵向切割。

图**10** 棘突内松质骨的纵割

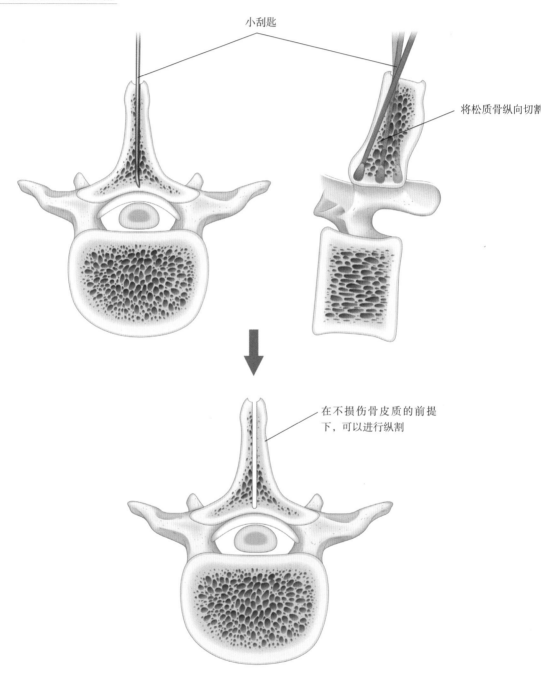

小刮匙

将松质骨纵向切割

在不损伤骨皮质的前提下，可以进行纵割

棘上及棘间韧带的纵割

纵割棘突后，使用手术刀或者手术电刀对头、尾两侧的棘上、棘间韧带进行纵割（图 11）。

建议

- 韧带的纵割可能会导致已经纵割的棘突更向外侧挤压，使L_4/L_5的减压椎间充分露出。

图11　**棘上及棘间韧带的纵割**

纵割棘突后，使用手术刀将头、尾两侧的棘上、棘间韧带纵割。此操作可能会导致已经纵割的棘突更向外侧挤压，完全露出 L_4/L_5 的椎间。

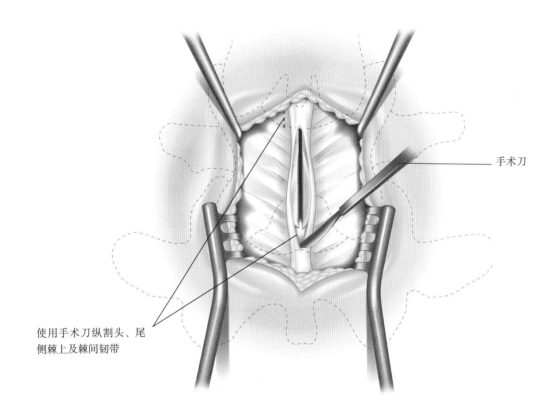

手术刀

使用手术刀纵割头、尾
侧棘上及棘间韧带

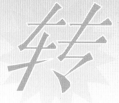

减压部位的分离

使用牵引器，使减压椎间显露。

建议

● 为了保留软组织，最好选择前端比较钝的Gelpi撑开器，向外侧分离时，通常不需要显露L$_4$/L$_5$
的关节突关节。

减压

使用气动磨钻磨削黄韧带周围，露出黄韧带后将其切除。

建议

● 若为L$_4$/L$_5$减压，黄韧带的附着位置为头侧到L$_4$椎板腹侧下方1/2，尾侧为L$_5$椎板上缘（图12）。
因此，需要通过掘削L$_4$的椎板尾侧来露出黄韧带。另外，通过去除尾侧的黄韧带来露出其下
的L$_5$椎板上缘。

● L$_5$椎弓下方即为硬膜，因此此部位较易引起硬膜损伤。掘削时，可通过将剥离子插入硬膜和
椎弓之间等方式预防硬膜损伤。

● 黄韧带出现肥厚后，无法一次将其全部切除。背侧出现肥厚的黄韧带可以使用合适的打孔器
去除。

● 术前，需要根据关节突关节的形态以及外侧凹陷部位的形态来判断是否有必要向关节突关节
外侧掘削以及掘削程度。虽然为了充分减压只能掘削去部分关节突关节，但是通常可以保留
大部分（图13）。

露出黄韧带后，从正中向黄韧带穿孔，并由此部位向黄韧带外侧切除。

建议

● 为了预防硬膜损伤，可以使用剥离子将硬膜与黄韧带的粘连部分完全剥离。若外侧凹陷部位
的骨骼狭窄，可以使用骨凿将其切割为倒喇叭形，来获得良好的视野（图13）。也可使用咬骨
钳将这一部位的骨棘去除。

● 为了预防硬膜损伤，要在切除黄韧带前切除骨组织。因为黄韧带可以保护硬膜不受损伤。

● 切除骨组织后，再切除黄韧带。将黄韧带附着的部位全部剥离，尽可能将黄韧带一起剥离，
也可一片一片剥离。

确认神经根的外侧，在剥离其与周围粘连部位的同时，用小刮匙避开内侧，
确认是否完全可移动。

建议
- 切除残留的骨组织和黄韧带时，为了预防硬膜损伤，可以在用小刮匙保护神经组织的同时进行减压。

图12　黄韧带的附着部位

黄韧带附着在上位椎板的腹侧及下位椎板的上缘。

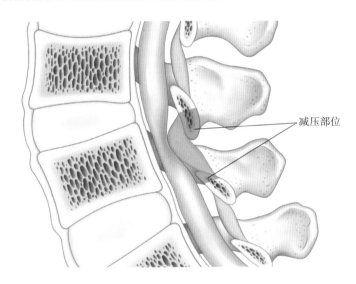

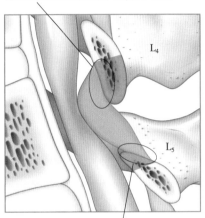

附着在上位椎板的腹侧（L_4 的下 1/2）

L_4

L_5

减压部位

附着在下位椎板（L_5）的上缘

图13　使用纵割术得到的视野

使用纵割术，将棘突纵割，向左、右外侧挤压，从而使左、右外侧凹陷部位得到清晰的视野。

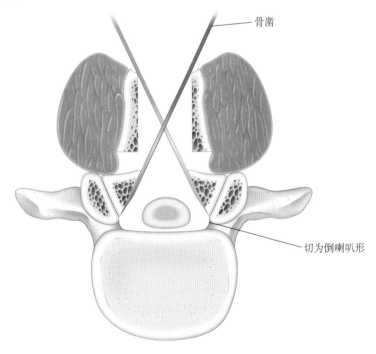

骨凿

切为倒喇叭形

缝合

　　于硬膜外留置引流管，随后用直径 2 mm 的外科锥，在纵割的棘突正中部位打 1~2 个孔，使用不吸收的缝线缝合，重建棘突（图 14）。棘间韧带也要进行缝合。分层缝合皮下组织、皮肤后，手术结束。

建议

- 为了预防血肿，减压后，硬膜外出血要进行止血操作，有时可能会因为使用牵引器而无法发现肌层出血，所以要将牵引器暂时移开，确认是否出血。将引流管留置在硬膜外。

图 14　缝合

结束减压后，确认硬膜外及肌层是否出血，留置引流管。随后，使用直径 2 mm 的外科锥在纵割的棘突正中部位打孔，利用小孔进行棘突的缝合、重建。棘间韧带也要缝合。

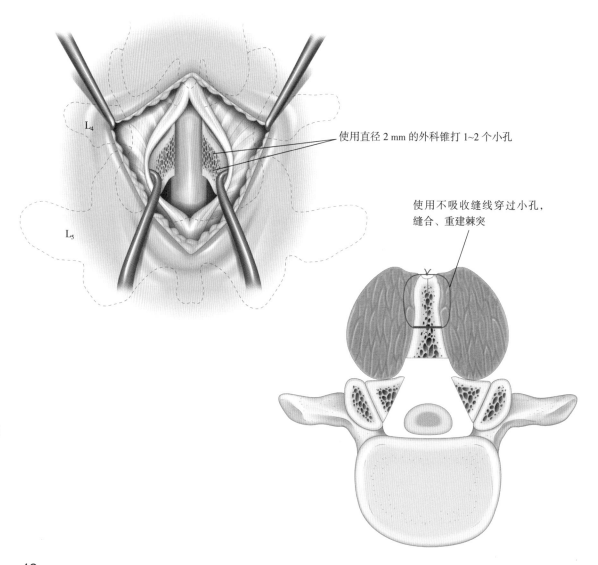

使用直径 2 mm 的外科锥打 1~2 个小孔

使用不吸收缝线穿过小孔，缝合、重建棘突

术后的并发症及其对策

◢硬膜损伤

术中如果出现硬膜损伤，可用圆头针和 5-0 号缝线进行缝合，使损伤部位漏出的脑脊液降到最低。缝合前，使用聚乙醇酸无纺布薄片及纤维蛋白胶增强修复作用。将肌层、皮下组织严密缝合，防止从创处漏出脑脊液。

◢硬膜外出血

虽然在缝合前已经充分止血，但是不能完全预防术后硬膜外出血。手术当天出现的急性血肿，痛感极强且多数情况下会产生麻痹，必须快速去除血肿。术后 2~3 d 出现的血肿大部分会在 1 周左右减轻。

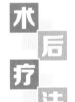

①术后第 2 天可以下床活动，7~10 d 即可出院。

②术后 48 h 拔除引流管。

③虽然创口剧烈疼痛、腰部剧烈疼痛时需要穿着软性围腰，但基本无须穿着。

参考文献

[1]WATANABE K, HOSOYA T, SHIRAISHI T, et al. Lumbar spinous process-splitting laminectomy for lumbar canal stenosis. Technical note[J]. J Neurosurg Spine, 2005, 3：405-408.

[2]WATANABE K, MATSUMOTO M, IKEGAMI T, et al. Reduced postoperative wound pain after lumbar spinous process splitting laminectomy for lumbar canal stenosis：a randomized controlled study[J]. J Neurosurg Spine, 2011, 14：51-58.

治疗腰椎退行性疾病的后外侧融合术（PLF）

东邦大学医学部骨科　和田明人

适应证

①伴有轻度脊柱不稳的椎管狭窄症。

②在 Meyerding 分级为 2 级的腰椎滑脱中，不需要矫正滑脱时。

③伴随 Cobb 角小于 30° 的退变性侧弯的腰椎管狭窄症（矢状面未失衡）。

④施行腰椎后外侧减压术或 Love 法术后的再次手术（为了能够再次减压，扩大腰椎后方切除范围，担心出现术后不稳的病例）。

术前模拟

| 术前准备 | • 患者的性别、年龄、体型、全身状态、是否有并发症
• 判断手术位置、主要病灶、骨质和影像学检查的一致性 |

| 手术体位 | • 减轻腹压
• 预防压迫眼球、四肢末梢神经
• 固定为最适合的俯卧位（对齐腰椎）
• X线透视、导航系统等影像指引的准备 |

起

| 皮肤切开 | • 延长皮肤切口 |

| 腰椎后方结构的分离 | • 椎旁肌向骨膜下分离
• 保留头侧的关节突关节囊 |

承

| 后方减压 | • 尽最大可能保留固定上下椎间的后方结构
• 充分进行喇叭形减压 |

转

| 椎弓根螺钉植入 | • 在影像引导下植入正确的位置
• 保留头侧关节突关节 |

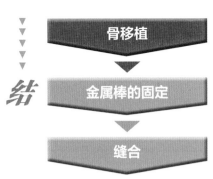

骨移植	● 认真制作植骨床
	● 粉碎局部骨骼，用人造骨填补缺少的部位
	● 从髂骨取骨
金属棒的固定	● 基本在原位固定
	● 固定后硬膜、神经根冲击的确认
缝合	● 软组织出血的彻底止血
	● 彻底清创
	● 持续引流管的留置

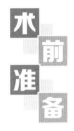

①认真检查全身的状态以及合并症（糖尿病、血液透析、风湿性关节炎、癌症患者等），对于易感染患者、骨质不良患者、营养不良患者来说，术前做好充分控制的同时，还需要和相关科室达成紧密的合作。

②按照临床症状（腰痛、臀部疼痛、下肢疼痛及麻痹、间歇性跛行的类型）、检查结果以及影像学诊断（单纯 X 线摄片、脊椎造影术、选择性的神经根造影及阻滞、CT、MRI 等检查）的一致性来决定手术位置，制订手术计划。

③在测量依照 CT、MRI 使用的椎弓根螺钉的长度和宽度的同时，还需要测量螺钉植入的方向和植入角度。

④为了应对术中出血，术前预先备好患者的自体血，或准备自体血液回收机以在术中回收患者血液使用，或准备同血型的血液，患者本人及其家属签署知情同意书。在使用纤维蛋白胶等血液制品的止血剂时，必须取得患者家属的同意，因此术前需要患者家属签知情同意书。此外，还要签手术知情同意书及输血知情同意书。

⑤预定手术时，术前需要提前根据患者的情况制作硬腰部支具。

⑥因为术野较深，所以需要提前准备外科放大镜和前灯。

①手术台需装有 C 臂机，以获得正面、侧面两个方位的透视影像，气管插管全身麻醉。患者取俯卧位，为了减轻腹压，需要使用脊柱手术使用的四点式腹部支撑架。手术开始前，确保患者的体位不压迫眼球、上肢的尺神经、下肢的腓神经、髂前上棘附近的股外侧皮神经。髋关节和膝关节轻度屈曲位以使脊柱保持前凸姿势（图 1）。

②确认俯卧位是否造成腋下、腹股沟被衬垫压迫。为了预防深静脉血栓需要安装静脉泵。

③按照以上注意事项确定体位后，需要确认 C 臂机是否能正常获取预定手术位置的腰椎正、侧位的正确透视影像。如果患者身体比较肥胖，则很难得到清晰的影像。对于腰椎滑脱严重的患者，正面影像很难看到 $L_5 \sim S_1$，因此需要将手术台向上升起 10°。为了避免错认手术位置，可以使用透视装置确认手术位置，用克氏针标记棘突。

④对术野进行仔细消毒，为了防止不当操作出现污染，需要用无菌单覆盖患者全身，只露出手术部位。

建议

预防手术部位感染

- 预约手术时，选择清洁度高的无菌手术室。
- 实施麻醉时，可以给予合适的预防性抗生素，手术开始之前保持较高的血药浓度。
- 笔者在给患者进行皮肤消毒时，先用碘伏和双氯苯双胍己烷（洗必泰）擦洗，然后用酒精消毒。

图 **1** 手术体位

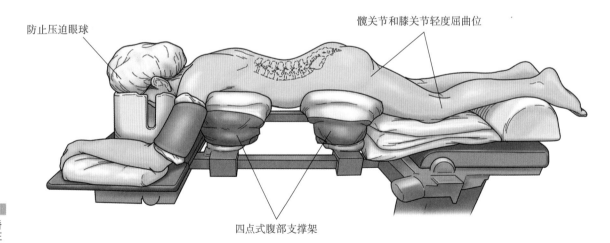

防止压迫眼球

髋关节和膝关节轻度屈曲位

四点式腹部支撑架

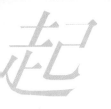

这里使用最基础的后方正中纵割式的开放式操作，同时用椎弓根螺钉进行后外侧固定术（posterolateral fusion，PLF），以最常进行这项手术的 L_4/L_5 为例进行介绍。

皮肤切开

使用椎弓根螺钉必须将侧方大幅分离，因此皮肤切口尽量长。L_4/L_5 通常从 L_2 棘突到 S_1 棘突后方纵割十几厘米（图2）。

建议

不要拘泥于皮肤切口的长度

- 如果是头侧1个椎体（如果手术位置在L_4/L_5则为L_3棘突）的小切口，使用牵开器不仅会导致皮肤紧绷，肌肉压迫的压力也会增加，反而会加强对椎旁肌的损伤。而且，骨移植和椎弓根螺钉的植入也会变得艰难，特别是对于体态比较肥胖的患者来说，不要太拘泥于皮肤切口的长度。

图2　皮肤切开

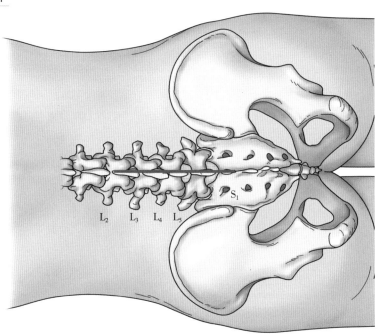

腰椎后方结构的分离

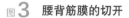

椎板、关节突关节、横突的分离

　　使用手术电刀从皮肤、皮下组织、脂肪层、筋膜、棘突上（棘上韧带）依次纵割，最大程度地保留固定范围内的 L_4/L_5 以外的头、尾侧棘上及棘间韧带（图3），随后使用骨膜剥离子及手术电刀（凝固分子），将多裂肌从 L_3、L_4、L_5 棘突到椎板、L_3/L_4、L_4/L_5 关节突关节进行剥离，之后将外侧的最长肌从 L_4、L_5 横突前端剥离（图4～图6）。

图 **3** 腰背筋膜的切开

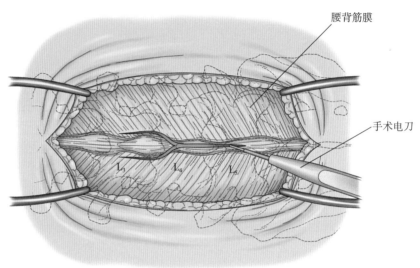

腰背筋膜

手术电刀

L_3　　L_4　　L_5

图 **4** 将多裂肌从棘突向骨膜下剥离
使用时将骨膜剥离子从棘突前端侧面向基底部滑动。

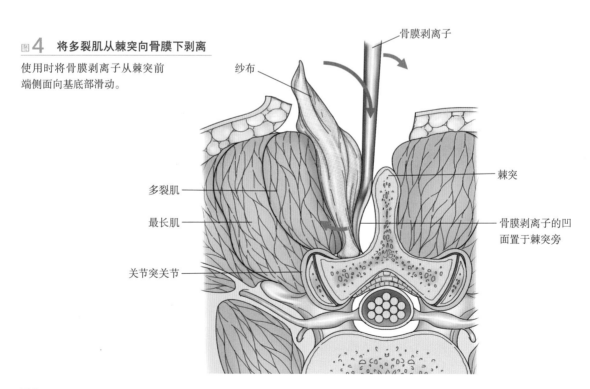

骨膜剥离子

纱布

棘突

多裂肌

最长肌

骨膜剥离子的凹面置于棘突旁

关节突关节

图**5** 将多裂肌从椎弓向骨膜下剥离

使用时将骨膜剥离子从基底部滑动至
关节突关节。

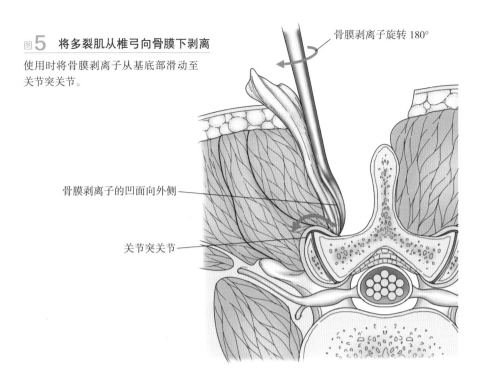

骨膜剥离子旋转 180°

骨膜剥离子的凹面向外侧

关节突关节

图**6** 横突的分离

将横突的前端分离。

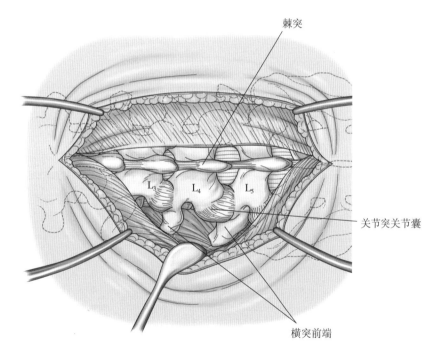

棘突

关节突关节囊

横突前端

建议 **分离时的注意要点①**

- 多裂肌头侧的2/3稀疏地附着在棘突到椎板的位置，尾侧1/3作为腱性组织紧密地附着。剥离
  头侧2/3时，将骨膜剥离子的凹侧面朝向棘突，紧贴棘突前端侧面，像是要将骨膜剥离子滑向
  骨膜下一样，到棘突基底部的部分剥离，随后将骨膜剥离子的凹侧面向外侧旋转，将到关节
  突关节的部分剥离（图4、图5）。使用手术电刀将尾侧的1/3从椎板下缘切断后，不会出现多
  余的出血。剥离时注意避免误伤椎旁肌。

分离时的注意要点②

- 为了预防术后相邻椎间出现问题，一定不要损伤头侧的L_3/L_4关节突关节囊（虽然L_4/L_5不一定要这样，但是笔者会尽最大可能将其保留）。使用手术电刀切断多裂肌肌腱时，到椎板下缘的外侧边缘即可，随后关节囊的部分可以使用骨膜剥离子将肌肉向外侧轻轻提起、剥离，这样可使关节囊和肌肉之间较易剥离。此时，向关节突关节尾部走行的脊髓段动脉背侧支会出现出血，使用双极电凝灼烧较易止血。

- 分离横突时，首先需要根据指示确认横突的位置，注意横突的深度及方向的同时，使用骨膜剥离子从L_4/L_5关节外侧将L_5横突附着的最长肌剥离，用同样的方法将到L_4横突前端的部位分离，最后将附着在横突间的肌肉组织仔细向外剥离至可以看见横突隔膜（白色稀疏有光泽的膜状肌肉组织）（图6）。操作时一定要注意深度，不能越过横突隔膜进入腹侧。操作过程中会再次靠近横突基底部尾侧，导致脊髓段动脉背侧支出血，使用手术电刀和双极电凝一点点灼烧止血即可（图7）。

注意事项

一直无法止血

- 脊髓段动脉背侧支沿着横突基底部背侧到关节突关节（上关节突）外侧向上走行。彻底损伤横突基底部后，断裂的一端就会回缩到腹侧，如果双极电凝无法夹住断裂的一端，就会出现意外出血。

- 发生这种情况时，不要慌张，立即使用止血剂，进行几分钟的压迫止血，随后使用纱布填塞。期间可以通过其他手段止血。如果越过横突隔膜向腹侧插入双极电凝盲目灼烧止血，可能会引起神经根损伤（图7）。

图7 熟悉局部解剖

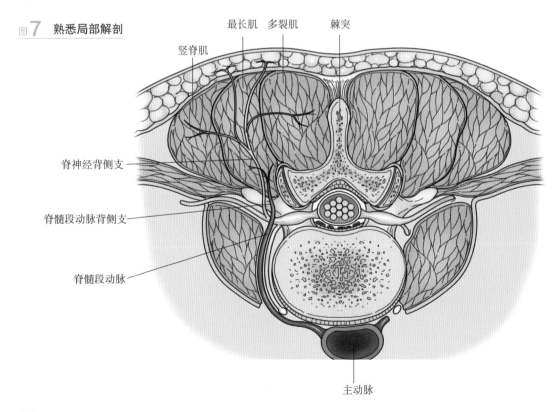

竖脊肌　最长肌　多裂肌　棘突

脊神经背侧支

脊髓段动脉背侧支

脊髓段动脉

主动脉

后方减压

后方减压

用弧口钳将减压椎间头侧（L$_4$）棘突的尾侧 1/2，以及尾侧棘突的头侧 1/3 从棘突基底部切断，实施部分椎板切除术（图 8a）。为了防止外侧关节突间骨折、医源性分离，要将内侧关节突关节切为喇叭形，如果有神经根问题，需要追加椎间孔减压。特别是，如果患者存在伴有滑脱或侧弯的外侧凹陷狭窄的症状，一定要切除变性肥大倒伏的上关节突（图 8b）。

建议

减压方式的选择

- 减压手术的详细内容会在其他章节讲述，但是只针对固定法为PLF的情况，有利于保留关节突关节的喇叭式开窗术，甚至可以保留棘上韧带、棘突的单侧径路双侧减压术等，都可以尽可能地保留侧后方结构。
- 为了防止固定的相邻椎间出现问题，以L$_4$/L$_5$为例，需要尽量保留L$_3$/L$_4$、L$_5$/S$_1$的棘上、棘间韧带连续性的L$_4$棘突头侧及L$_5$棘突尾侧。如果将L$_4$、L$_5$的棘突完全从基底部摘除，切除更大范围的L$_4$，可以在广阔的术野下彻底减压，但是这样可能会导致固定的上下相邻的椎间不稳定。

注意事项

注意硬膜损伤和神经根损伤

- 对于高龄、慢性疾病及高度狭窄患者来说，硬膜明显变薄，容易损伤。如果再伴有黄韧带钙化，就会经常纤维性地附着在其与硬膜之间。首先使用小刮匙将黄韧带从椎板腹侧面仔细彻底剥离，接着利用剥离下的黄韧带保护硬膜，使用骨凿、咬骨钳、外科锥进行骨性减压。最后，确认硬膜与黄韧带的粘连部位，并小心剥离。完整地摘除黄韧带后，可以安全开窗，切除椎弓。如果发现硬膜损伤漏出脑脊液，损伤只有几毫米，喷洒纤维蛋白胶即可修复，5 mm以上的损伤需要用6-0尼龙线或原生线缝合。

图**8** 后方减压

a：部分椎板切除术

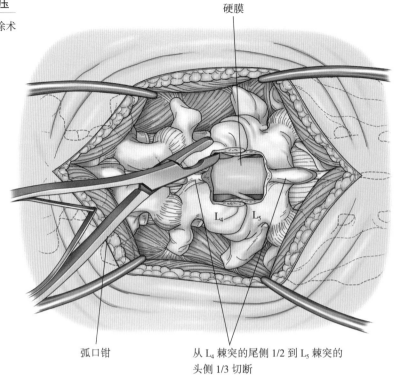

硬膜

弧口钳

从 L$_4$ 棘突的尾侧 1/2 到 L$_5$ 棘突的
头侧 1/3 切断

L$_4$ L$_5$

b：喇叭式内侧关节突关节切除术

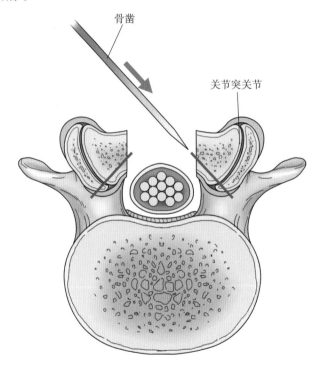

骨凿

关节突关节

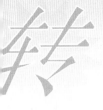

椎弓根螺钉植入

原则上来说，腰椎椎弓根螺钉的植入点为横突基底部中央和上关节突外侧边缘的交点。另外，S_1 为上关节突基底部外尾侧，L_1~L_3 则可作为乳突定位植入点（图 9）。

在植入点用外科锥和打孔器钻孔，按照术前影像学诊断所得的椎板水平面倾斜度，用变速杆技术将腰椎用椎弓根探针小心地推入椎弓根内（图 10）。由于事先已经用 C 臂机取得了正确的腰椎侧面影像，所以在植入椎弓根探针时，需要偶尔在与头侧终板平行的状态下确认。透视影像上椎弓根探针的前端与椎体前侧距离 15 mm 就已足够。

进行这项操作时，如果椎弓根内遇到强阻力，很有可能刺到了椎弓根内壁，此时不可强行植入椎弓根探针，应该稍微拔出一截后，改变角度再次植入，感受到松质骨一样柔软的触感后，在正确的方向钻孔。

接着使用比预定螺钉直径细 1 mm 的螺纹钻（图 11）。椎弓根探针是网状骨质用骨螺钉，因此可以稍微旋入椎弓根基底部（20 mm），预防松散。

注意纤细的球形探针的前端，在不穿破椎弓根内外侧下寻找钉道。特别是对于骨质疏松的患者来说，缺乏探寻触感，容易从内侧穿破椎弓根，一定要多加注意。

图 9　腰椎椎弓根螺钉的植入点

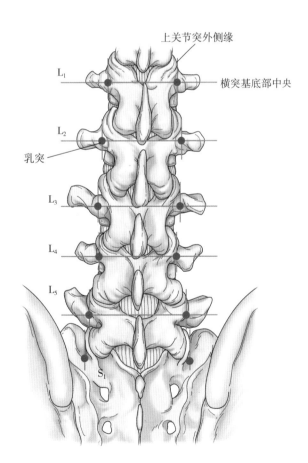

图 **10** 椎弓根的探测

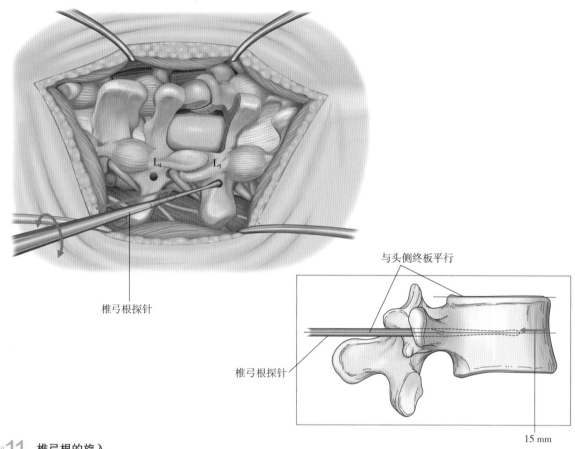

椎弓根探针

与头侧终板平行

椎弓根探针

15 mm

图 **11** 椎弓根的旋入

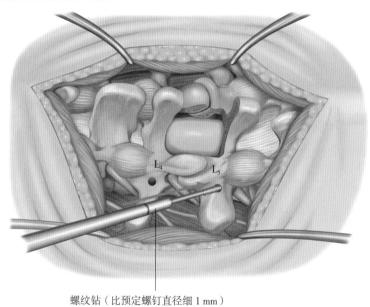

螺纹钻（比预定螺钉直径细 1 mm）

20 mm

前端稍植入椎弓根基底部

植入螺钉前，先植入椎弓根探针。另外，最好根据腰椎正、侧两个方位的透视影像来确认螺钉的轨迹。

确认钉孔的位置和角度正确后，将准备好的螺钉沿着钉孔的轨迹，保持与头侧终板平行，慢慢植入（图12）。

注意事项

螺钉脱离的原因和对策

- 下位腰椎到骶骨之间的术野较深，肥胖患者或背部肌肉发达的男性更甚，即便用牵开器将术野扩展到最大，还是会干扰螺钉夹持器，无法将螺钉植入至想要的方向和角度。此时，需要暂时移开牵开器，让助手用深椎板拉钩把植入部位向外侧牵引（图12a）。
- 打孔和旋入螺钉时，一定要紧握探针和手柄，与植入方向保持一定的角度。特别是对于术野较深的患者来说，按压外侧的肌肉组织，将螺钉边旋转边植入深处时，一定要注意植入角度不要过浅（图12b）。植入时，让助手观察并时刻提醒植入方向和角度。
- 为了保持植入时操作的稳定，需要将腋下缠紧，单手旋转医用螺丝刀，因为单手可以起到缓冲作用，这样操作螺钉夹持器较好。开始植入螺钉时，如果螺钉从手边滑落，前端误入减压部位，可能会造成硬膜损伤。

图 **12** 螺钉的植入

a：保证植入角度

使用深椎板拉钩向外侧牵引

b：保持一定的螺钉植入轨迹

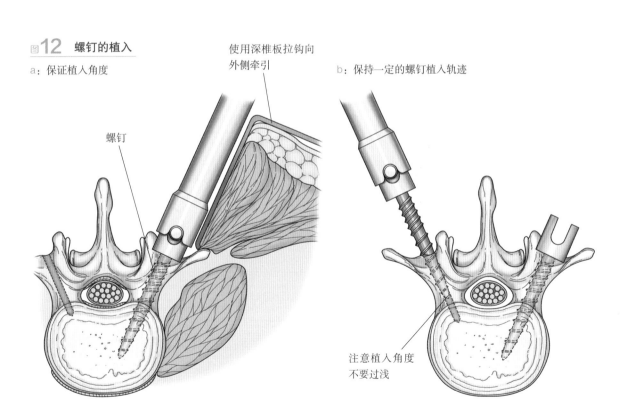

螺钉

注意植入角度不要过浅

安全稳固地植入椎弓根螺钉①

- 植入螺钉时，医生最好可以不参考放射线探测到的所有影像引导，但是在熟练之前，还是建议使用C臂机确认腰椎正、侧位正确影像的同时进行操作。尽量只使用一次X线透视，避免多次使用，以保护主刀医生和患者。

- 正确的腰椎正、侧位的透视影像与经皮的椎弓根螺钉植入时使用的透视影像相同，正面影像为此椎体的头侧终板的直线视角，棘突阴影位于椎体中央，通过影像可以看到椎弓根阴影是否左右对称。侧面影像为此椎体头侧终板的直线视角，椎弓根侧面阴影在视觉上左右重叠（图13a、b）。术前确认是否取得透视影像。

- 安全稳固的植入方法（图13）：在透视装置下植入螺钉的诀窍为，将从平面影像中获得的透视图像在大脑中进行立体建构。将椎弓根看作一个圆柱体（图13c），在俯卧位正面透视影像下，最理想的植入点（图13★）为右侧椎弓根阴影3点钟方向，左侧为9点钟方向（图13a），侧面影像为横突基底部的椎弓根上下径的中间（图13b）。探针前进15 mm左右就会到达椎弓根的基底部（图13●）。在透视影像上，从正面影像观察到探针前端到达椎弓根中央，从侧面影像观察到探针前端到达椎弓根基底部，即为比较安全的螺钉轨道。

图 **13** X线影像下植入螺钉的基本原则

a：在俯卧位正面影像下，植入点为椎弓根阴影的右侧3点钟方向，左侧9点钟方向。 ★：螺钉的植入点
b：从侧面影像看轨道要穿过椎弓根的中央，与头侧终板平行。 ●：椎弓根的椎体基底部螺钉穿过点
c：将椎弓根看作一个圆柱体，就会非常容易理解这条安全的轨道。 ➡️、➡️：螺钉的轨道

a：正面影像 与头侧终板平行

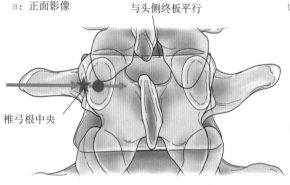

椎弓根中央

b：侧面影像

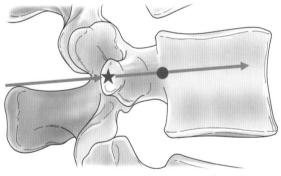

c：植入的模型

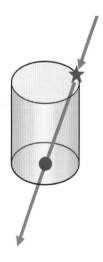

d：植入后

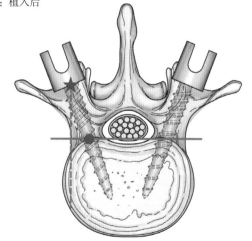

建议 安全稳固地植入椎弓根螺钉②

- 腰椎椎弓根的形态为从L_1~L_5，尾侧与水平面上椎体所呈的倾斜角度越来越大，植入螺钉时，这一情况一定要谨记（图14）。
- 虽然脊椎导航系统价格较高，但是如果医院有此设备，一定要使用。不仅能保护主刀医生减轻暴露在射线下的危害，还能实时获得植入点和植入方向等信息，对主刀医生有很大的技术反馈。虽然大多数情况下会选择装顶式多轴螺钉，但是如果手术过程中不小心将螺钉植入过深，就会无法移动螺钉头。一旦植入过深，将螺钉逆时针旋转拔出就会导致螺钉松动，因此要注意植入的深度。

图 **14** 腰骶骨的高位与植入角度

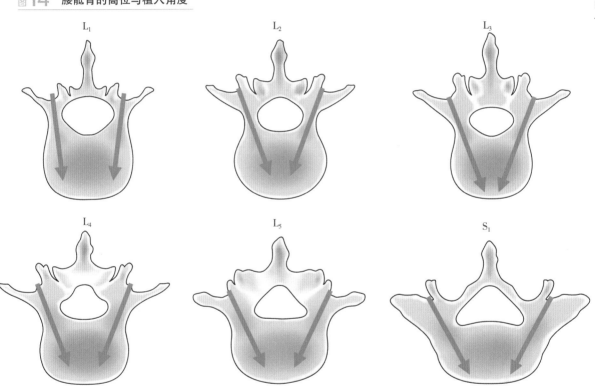

先减压还是先植入螺钉?

- 虽然本章叙述时为先减压,但是也可先植入螺钉后减压,不同的顺序有各自的优点和缺点。
- 先减压的优点为,因为实施这项手术的患者主要症状为椎管狭窄,先解决最重要的问题,可以减少后续操作时的精神压力。缺点如前所述,使用测量仪器时,可能会出现意想不到的硬膜损伤。
- 先植入螺钉的优点为,在一定程度上矫正滑脱,此外,侧弯的金属棒动态系统固定后,会更加接近原本解剖学的形态,因此后续减压操作会更容易。但是缺点也随之而来,对于高龄患者及骨质疏松患者来说,可能会导致螺钉不稳,因此绝对不要强行进行矫正操作。

骨移植

植骨的骨源有以下几种。

①用骨磨钻将后方减压时摘除的棘突、椎弓等局部骨组织磨碎后使用。

②从髂骨取松质骨及半层骨皮质使用。

③不够的部分,选取羟基磷灰石或 β-TCP 等人造骨适当填补①和②不够的部分,或者一起使用。

使用外科锥或骨膜剥离子制作植骨床,从横突背面和上关节突将弓峡部外侧的骨皮质仔细地剥离至稍微出血的程度(图 15a)。最后,将足量的移植骨块紧密植入。使用自体髂骨时,将松质骨、半层骨皮质按照顺序植入植骨床(图 16)。

骨移植是固定术的决定因素

- 固定术无论完成得多好,之后总会进行骨移植,手术成功的关键为,骨骼是否完全愈合。
- 笔者不会单独实施PLF,总会和关节突关节固定术一起实施(图15b)。关节突关节固定时,一边刮除关节面上的软骨,一边植入10 mm以上的移植骨块。
- 制作植骨床时,对于小个子的高龄女性来说,螺钉头会阻碍这一操作。另外,因为骨组织比较脆弱,强行使用骨膜剥离子剥离骨皮质,会导致横突骨折,所以最好使用纤细的金刚钻来制作植骨床。

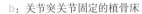

图15　植骨床的制作范围

a：PLF 的植骨床　　　　　　　　　　b：关节突关节固定的植骨床

将骨皮质剥离至稍微出血的状态

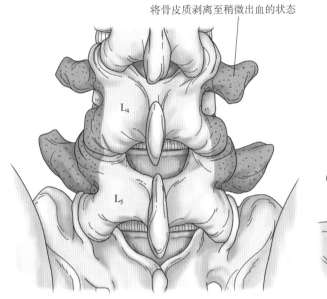
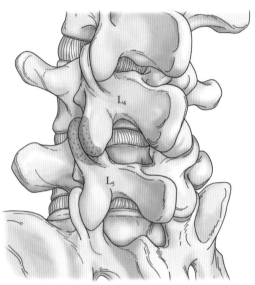

治疗腰椎退行性疾病的后外侧融合术（PLF）

图16　骨移植和金属棒的固定

PLF（骨碎片和半层骨皮质）

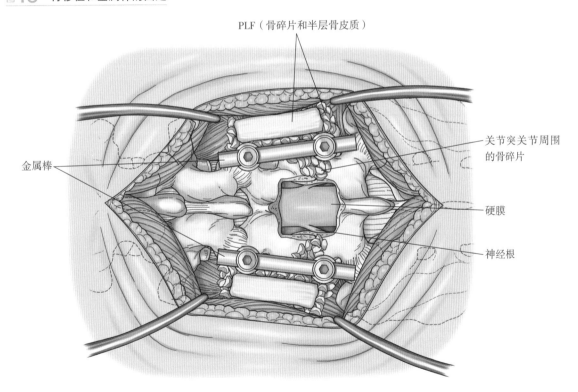

关节突关节周围的骨碎片

硬膜

神经根

金属棒

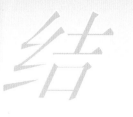

金属棒的固定

谨记 PLF 的宗旨是在原位固定，不强行矫正，因此需要固定金属棒。矫正滑脱等情况下，如果不同时进行椎体间固定操作，术后容易出现螺钉松动以及丧失矫正功能的问题。大多数情况下，PLF 最终的目的就是在原位固定，因此需要在"保持术中体位"和"自然姿势"的前提下，不强行给螺钉增加矫正力，然后固定。即便如此，将螺塞拧入螺杆后，螺钉一般都会自然被拉近，即便不刻意操作，也会出现矫正的效果，因此在固定金属棒后，需要确认硬膜和神经根是否遭受减压部位的边缘及椎间盘膨隆等撞击。

建议 原位固定金属棒的诀窍
- 使用尾帽将金属棒固定在螺钉上时，不要一根螺钉一根螺钉地操作，而是要在固定范围内在植入的螺钉之间来回操作，将尾帽一点一点均等地拧紧。

缝合

使用 1 000 mL 的生理盐水将术区充分洗净，随后留置引流管，按照顺序严密缝合肌层、皮下组织、皮肤。

建议 彻底预防感染和血肿
- 预防感染：并用测量仪器的腰椎后路手术的术后感染率为2%~3%，感染率较高，因此彻底预防感染非常重要。笔者不仅在缝合之前，术中也会针对所有症状，每隔1 h，就用 1 000 mL的生理盐水清洁术野。对于糖尿病、风湿性关节炎及透析等易感染的患者来说，在缝合伤口前清洁时，会并用稀释到1%的碘伏生理盐水。另外，虽说有效性有争议，但手术时间如果超过4 h，还会在创处喷洒氯乙烯粉末。
- 预防血肿：脊椎手术后血肿的概率为0.1%~0.5%，虽然不高，但有时仍会产生重度麻痹，因此必须努力预防。缝合前，使用双极电凝将硬膜外和肌层的出血彻底凝固止血，留置引流管，缝合肌层时，开始负压吸引。

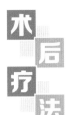**术后疗法**

①手术当天的安静度为，床体可以升高 30°以内，改变体位时，根据身体的疼痛程度，可以在护士的帮助下变为侧卧位（自己翻身有可能会引起引流管脱落的危险）。

②原则上来说，48 h 后拔除引流管，但是可以根据排液量作出适当的调整。

③术后第 2 天或者 2 d 后，佩戴术前预先制作好的硬腰部支具，开始下床，进行步行练习。原则上来说，术后要佩戴硬腰部支具 3 个月，但是可以根据临床症状和影像学诊断，适当延长佩戴时间。

④签订手术知情同意书，承诺到出院时一定佩戴硬腰部支具，日常生活中避免极度前屈的动作。

参考文献

[1]中井修. 腰椎変性側弯に対するペディクルスクリューを用いた矯正固定術. OS NOW Instruction No.18 腰椎の手術. 馬場久敏, ほか編. 東京：メジカルビュー社，2011：69-74.

[2]種市洋. 腰椎すべり症に対するインストゥルメンテーション. OS NOW Instruction No.6 Spinal Instrumentation. 馬場久敏, ほか編. 東京：メジカルビュー社，2008：131-143.

[3]ZDEBLICK TA. A prospective, randomized study of lumbar fusion. Preliminary results. Spine（Phila Pa 1976），1993，18：983-991.

[4]MACNAB I, DALL D. The blood supply of the lumbar spine and its application to the technique of intertransverse lumbar fusion. J Bone Joint Surg Br，1971，53：628-638.

[5]佐藤栄修. 腰椎後側方固定術（PLF）. サージカルテクニック 脊椎. 徳橋泰明編. 東京：メジカルビュー社，2004：28-40.

[6]WILTSE LL, BATEMAN JG, HUTCHINSON RH, et al. The paraspinal sacrospinalis-splitting approach to the lumbar spine. J Bone Joint Surg Am，1968，50：919-926.

治疗退行性腰椎滑脱症的腰椎后路椎体间融合术

东京慈惠会医科大学骨科学　曾雌　茂

适应证

①伴有不稳定性的退行性腰椎滑脱症。

　a）Meyerding 分级为 1 级以上的滑脱。

　b）Meyerding 分级为 5 级以上的腰椎不稳。

　c）3~4 mm 的前后方向的椎间失稳。

　d）CT 或 MRI 显示关节突关节错位及渗出。

②椎间孔狭窄。

③变形（椎间楔状改变及侧方滑脱）。

④Multiply operated back（MOB）。

术前模拟

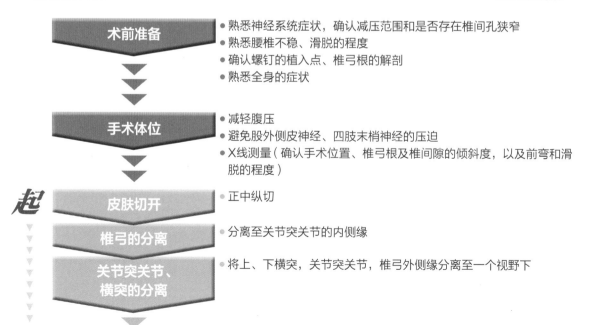

术前准备	● 熟悉神经系统症状，确认减压范围和是否存在椎间孔狭窄
	● 熟悉腰椎不稳、滑脱的程度
	● 确认螺钉的植入点、椎弓根的解剖
	● 熟悉全身的症状
手术体位	● 减轻腹压
	● 避免股外侧皮神经、四肢末梢神经的压迫
	● X线测量（确认手术位置、椎弓根及椎间隙的倾斜度，以及前弯和滑脱的程度）
皮肤切开	● 正中纵切
椎弓的分离	● 分离至关节突关节的内侧缘
关节突关节、横突的分离	● 将上、下横突，关节突关节，椎弓外侧缘分离至一个视野下

起

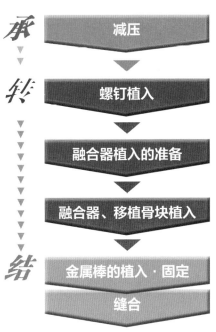

减压
- 切除部分椎板，切除内侧关节突关节，根据具体情况全部切除关节突关节
- 切除黄韧带

螺钉植入
- 用探针探测
- X线检查确认（pedicle marker）
- 植入椎弓根螺钉（pedicle screw, PS）

融合器植入的准备
- 处理硬膜外静脉
- 显露椎间盘，清理
- 切除软骨终板，制作移植床

融合器、移植骨块植入

金属棒的植入·固定
- 植入·固定金属棒，确认其稳定性
- 止血，清洁

缝合

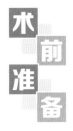

①熟悉患者全身状态，确认合并症（糖尿病、肝炎等）。
②确认服药状况（抗凝剂、肾上腺皮质激素等）。
③确认减压范围，以及是否存在椎间孔狭窄。
④确认螺钉的植入点、椎弓根的解剖（粗细、倾斜度、长度）、椎体的体积（深度）、融合器的体积等。
⑤检测是否存在骨质疏松症。
⑥确认植入物及器械，以及是否需要准备羟基磷灰石（HA）等。

①使用腹部支撑架（Hall frame）或卷枕等充分减小腹压（图 1a）。

②在腹部支撑架与身体之间塞入软垫，预防压疮。

③中枢的衬垫置于肋骨下部肋弓位置（患者为女性时，要注意避免压迫乳房和乳头）。

④注意对股外侧皮神经的压迫（尾侧衬垫的位置与髋关节的角度）。

⑤注意是否压迫眼球、颈椎的姿势，以及是否存在尺神经等末梢神经麻痹的情况（图 1b）。

⑥术前做好术中的 X 线检查准备。

建议

- 对于滑脱症患者来说，腰椎前屈减轻后，会增加滑脱突出。相反如果增加前屈，则会矫正滑脱。虽说减少腰椎前弯的体位更容易进行减压操作，但是为了尽量矫正滑脱，最终固定时能够更好地校准，最好能够维持适当的腰椎前弯的体位。

- 为了维持脊椎前弯，可以在大腿前面、膝下、小腿下垫软垫或枕头，不要将髋关节和膝关节过度屈曲。这样也可以预防股外侧皮神经受到压迫。

- 术前进行X线检查确认手术位置、滑脱程度、前弯的程度。另外，确认与椎弓根固定的椎间隙的倾斜度（与头尾两侧的摆角）。椎弓根、椎间隙与地面接近垂直时更容易操作（通常会稍微将手术台抬高一点）。

- 如果可以，让麻醉师协助处理术中的低血压及肌肉松弛。

图**1** 手术体位

升高手术床，将椎体调整为更加垂直的状态，这样更容易找到螺钉和探针植入的方向。

a：使用腹部支撑架（Hall frame）。注意 4 个衬垫的位置，充分减小腹压。大腿下垫软垫，防止髋关节过度屈曲（腰椎保持适度前弯的状态，预防股外侧皮神经麻痹）。

b：注意避免对眼球和末梢神经的压迫。

a

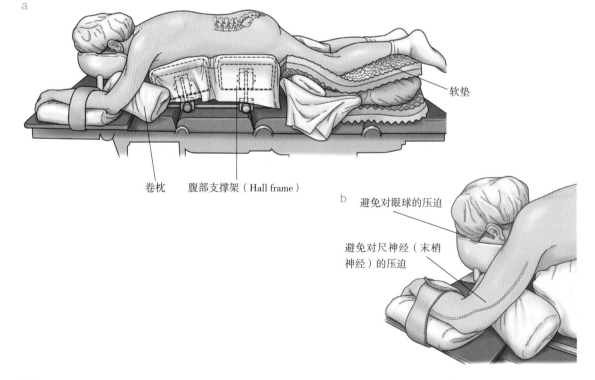

软垫

卷枕　腹部支撑架（Hall frame）

b　避免对眼球的压迫

避免对尺神经（末梢神经）的压迫

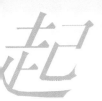

皮肤切开

皮肤切开~
　关节突关节、
　横突的分离

在正中位置纵切进入。若要给 L_4/L_5 减压，就必须分离 L_3 椎弓到 L_5 椎弓之间的部位。皮肤切口为 L_2/L_3 的棘突间到 L_5/S_1 的棘突间（图 2）。

治疗退行性腰椎滑脱症的腰椎后路椎体间融合术

建议

- 熟练之前，皮肤切口尽量大一些，比较容易显露术野。
- 注意不要误伤固定椎间以外的棘上及棘间韧带。

图 2　**皮肤切开**

将 L_2/L_3 的棘突间到 L_5/S_1 的棘间切开。
最好能充分分离 $L_3 \sim L_5$ 的椎弓。

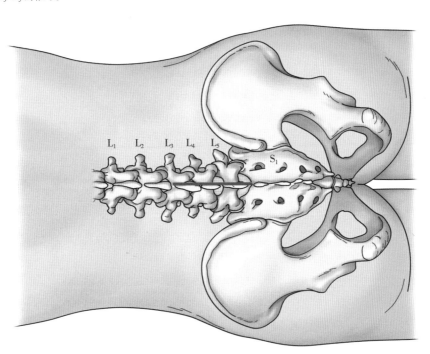

椎弓的分离

　　使用手术电刀、骨膜剥离子，将多裂肌从棘突、椎板向骨膜下剥离，分离至关节突关节的内侧缘（L_3~L_5，图 3a）。

建议

- L_3/L_4的关节突关节为非固定椎间，因此注意不要损伤关节囊。
- 关节突关节的变形性关节病会导致向关节突关节内侧增厚、挤压，因此剥离难度较大。术前需要进行CT检查来把握情况。

图 **3** **椎弓的分离**

a：用骨膜剥离子将多裂肌向骨膜下剥离（到关节突关节内侧为止）。
b：翻转骨膜剥离子的方向，就像削果皮一样，在不损伤关节囊的前提下，将肌肉组织从关节囊上剥离下来（箭头）。

a

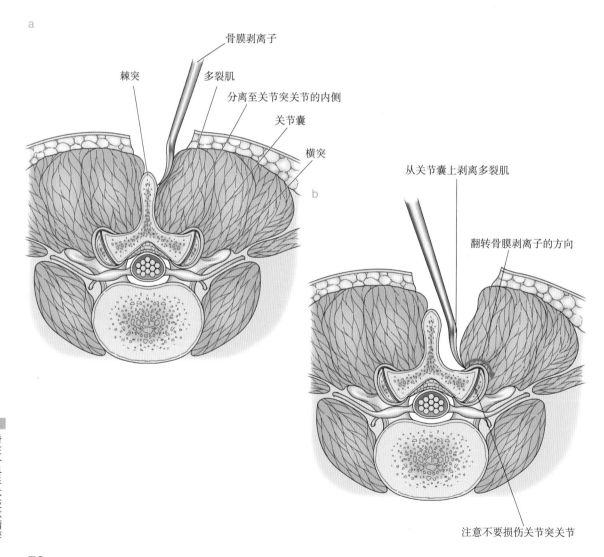

骨膜剥离子

棘突

多裂肌

分离至关节突关节的内侧

关节囊

横突

b

从关节囊上剥离多裂肌

翻转骨膜剥离子的方向

注意不要损伤关节突关节

关节突关节、横突的分离

使用骨膜剥离子，在不损伤关节突关节的前提下，像削果皮一样，从关节囊的内侧缘到外侧缘，剥离关节囊上的肌肉组织（图 3b）。

用镊子和黏膜剥离子确认横突的位置和深度后，切断附着在关节囊外侧的肌肉组织，剥离至显露全部横突的程度。

最终，将上、下横突之间的肌肉组织从隔膜之上向外侧剥离，分离至将上下横突、关节突关节、椎弓外侧缘纳入一个视野的程度（图 4）。

治疗退行性腰椎滑脱症的腰椎后路椎体间融合术

建议

- 虽然只要显露横突基底部就可以植入螺钉，但是还是在最开始就将横突完全分离较好。
- 如果分离效果不佳，植入螺钉时，容易受到肌肉组织挤压，改变其方向，造成滑落。
- 关节囊外侧血管分布密集，因此必须认真止血（图5）。
- 悬浮的上关节突和周围的软组织不易找出出血位置，虽有点烦琐，但是最好用双极电凝充分灼烧后，再用手术电刀切断。
- 使用手术电刀和双极电凝时，注意横突的深度，不要进入腹侧。
- 从关节突之间向上外侧剥离后，可以分离副突和横突的基底部，但是此处是血管进入的位置，也要防止出血（图6）。

图4 关节突关节、横突的分离

将上、下横突，关节突关节，椎弓外侧缘分离到一个视野中。

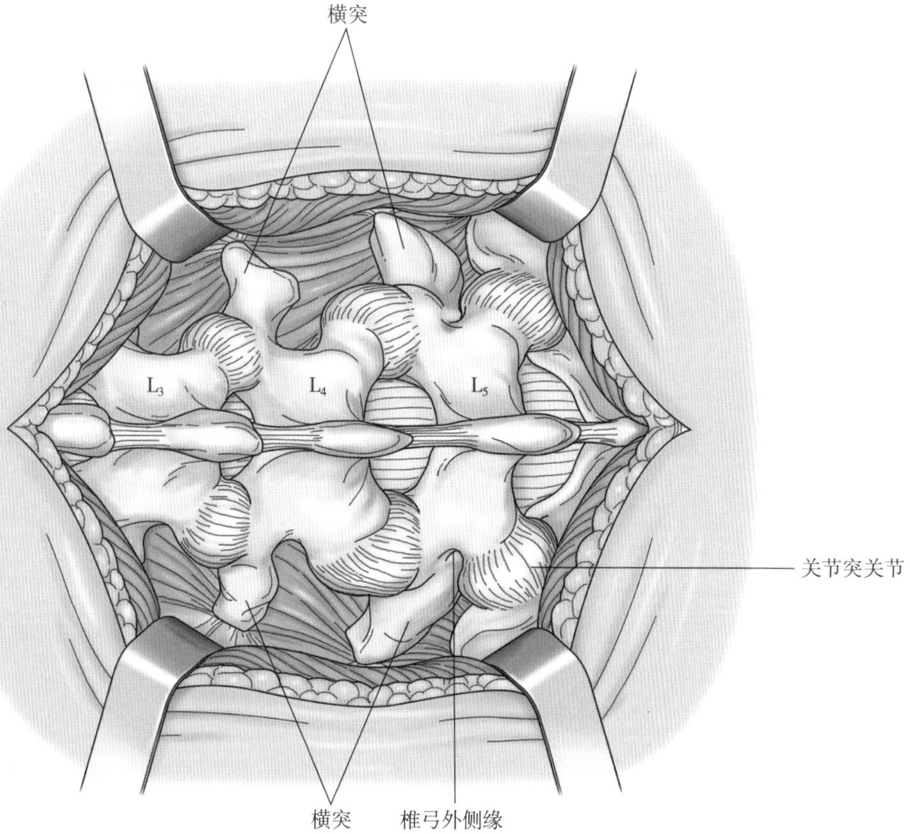

横突

L₃　L₄　L₅

关节突关节

横突　椎弓外侧缘

73

图 5 **关节突关节周围的血液循环和神经**

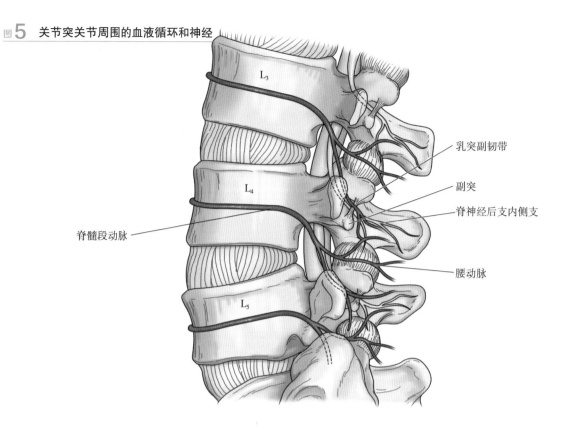

L₃

乳突副韧带

副突

脊神经后支内侧支

L₄

脊髓段动脉

腰动脉

L₅

图 6 **副突、横突基底部的分离**

用手术电刀从关节突之间向上外侧剥离后，就可以分离副突和横突的基底部。但是，此处是血管进入的位置（也有神经的后侧支和内侧支），因此要注意出血（参照图 5）。

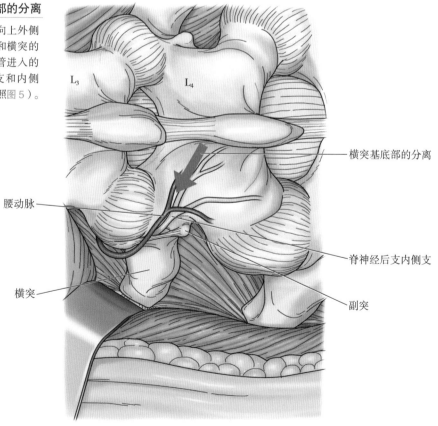

L₃   L₄

横突基底部的分离

腰动脉

脊神经后支内侧支

横突

副突

脊柱外科手术技术精粹

74

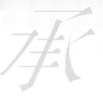

减压

减压

椎管内减压的基础就是切除黄韧带（和通常情况相同）。为了能够将切除的骨组织作为移植骨块使用，不要使用骨钻。

在适当的时机使用椎板牵开器，打开椎弓间后，比较容易操作。

头侧：从椎板剥离黄韧带，同时切除骨组织。到中枢附着的部位，要完全剥离（图 7a）。

尾侧：使用锐匙将浅层从下位椎板附着部位剥离后，将深层从椎弓腹侧切除一部分后剥离（图 7b）。

侧面：切除内侧关节突关节（切除下关节突的 1/3 和上关节突的内侧），剥离附着的黄韧带（图 7c）。

根据以上的一系列操作，将黄韧带全部（只剥离一部分或椎间孔的话没有意义）剥离，随后可以一并切除。

如果存在椎间孔狭窄的情况，则需要切除全部 L_4/L_5 关节突关节。这样也可以进行经椎间孔腰椎椎间融合术（transforaminal lumbar interbody fushion，TLIF）。

图 **7**

使用锐匙等器械将附着在椎弓上缘的黄韧带剥离，根据实际情况，可能还需要切除骨组织，剥离附着在椎弓腹侧的黄韧带。

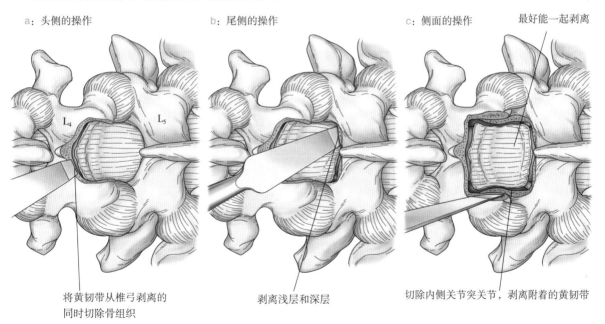

a：头侧的操作　　　　　　b：尾侧的操作　　　　　　c：侧面的操作

最好能一起剥离

将黄韧带从椎弓剥离的同时切除骨组织　　　　剥离浅层和深层　　　　切除内侧关节突关节，剥离附着的黄韧带

图 **7** 减压

d：切除左 L_4/L_5 的关节突关节。虽然没有出现椎间孔狭窄无须进行此项操作，
　但是为了确保移植的骨组织存活，有时也需要单侧切除。

d：减压后

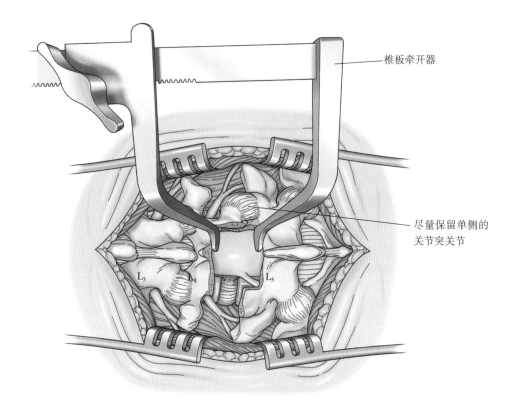

椎板牵开器

尽量保留单侧的
关节突关节

L_3　　L_4　　L_5

建议

- 在直视的视角下确认神经根减压情况的同时，使用黏膜剥离子触探L_5椎弓根内侧缘、下缘。
  如果可能，也要触探L_4椎弓根内侧缘、下缘。这些操作不仅能够确认减压情况，还能大致掌
  握螺钉的植入点和植入方向。
- 切除关节突关节时，要用外科锥切除下关节突。事先尽可能剥离上关节突腹侧的黄韧带和软
  组织，随后使用骨凿、咬骨钳、Kerrison骨科打孔器等器械将其切除。尽可能切除靠近L_5椎
  弓根上缘的部分。将残留的黄韧带从椎弓根剥离，夹起已剥离部分的同时，继续向中枢的方
  向仔细剥离，随后切除。注意不要损伤上位的神经根（图7d）。
- 尽量保留单侧的关节突关节，以便进行关节突关节固定术（facet fusion），也有利于骨愈合。
  此外，即便需要再次手术，保留关节突关节也十分有利。

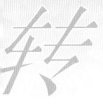

螺钉植入

◀ 决定螺钉的植入点

横突的中心和上关节突外侧的交点，或者在副突确定植入点（图8）。

图 8　螺钉的植入点

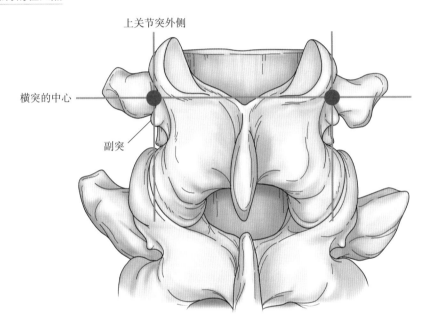

上关节突外侧

横突的中心

副突

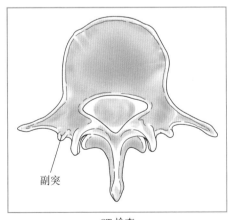

副突

CT 检查

- 原则上来说，植入点为横突的中心和上关节突外侧的交点，但是根据每个病例的情况，最适合的植入点也不一定相同，因此术前需要根据CT确认植入点、植入角度和植入深度（图9）。

图 **9** CT 检查

不一定要将副突和横突的中心作为椎弓根的中心，b 的横突的二等分线在椎弓根的中心稍偏下的位置，不同病例的植入点、植入角度、植入深度不同，另外，不同的椎体情况也各不相同，因此要预先确认，掌握情况。

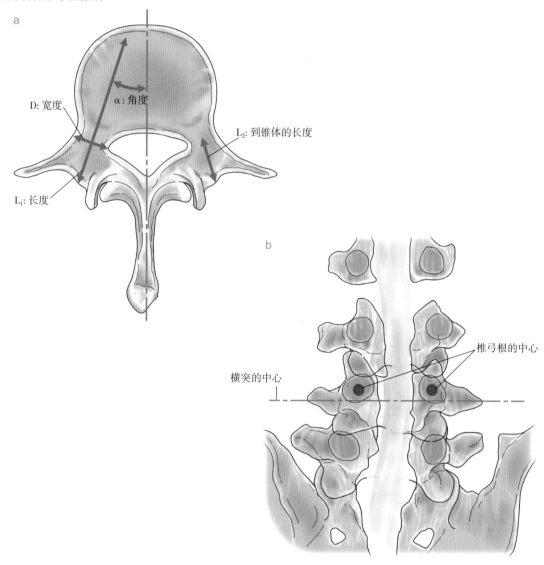

a

D: 宽度

α: 角度

L₂: 到锥体的长度

L_2: 到锥体的长度

L₁: 长度

b

椎弓根的中心

横突的中心

◀**制作手术操作空间**

　　使用外科锥制作手术开始的空间。

◀**探测**

　　根据术前的 CT、X 线摄片等假定植入角度，然后进行探测。另外，使用填充物确认是否穿破。

　　放入标记，通过 X 线摄像确认正确的位置。

建议

- 通常需要助手检查探针从头到尾的倾斜度。
- 植入探针时，不要用全力进入，边左右旋转边植入。这时，损坏松质骨的同时植入探针的触感非常重要。
- 当难以植入探针时
  ①从影像上确认是否存在骨硬化症。
  ②尝试直的或者弯曲的探针。
  ③尝试变速杆探测法（gear shift probing）等（图10）。
  ④再次确认植入点。
- 内侧、尾侧穿破椎弓根可能会导致神经根损伤。
- 与向其他方向穿破相比，向头侧穿破会更加安全。
- 向外侧穿破有小概率引起脊髓段动脉损伤（参照图5）。

图**10**　变速杆探测

使用弯曲的探针，顶端向外植入至椎体的深度（图 9a 的 L_2）。随后，探针旋转 180°，前端向内侧继续植入。

弯曲的探针

前端向外植入到椎体为止

旋转 180°，前端向内侧继续植入

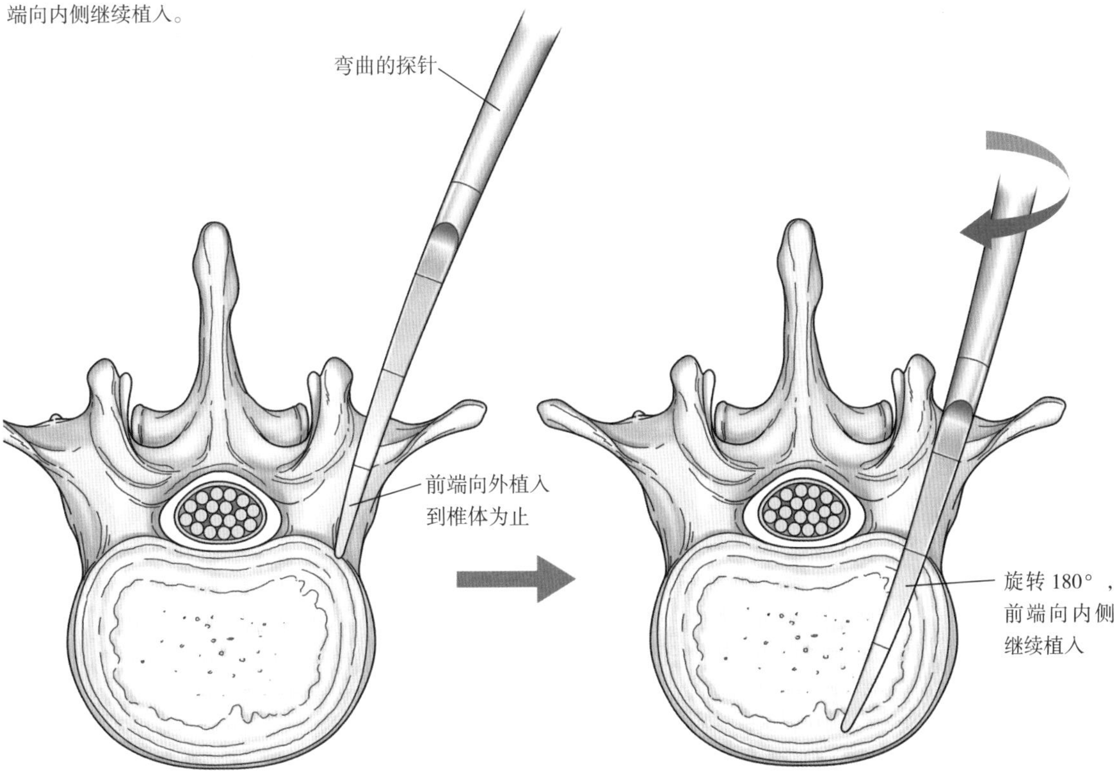

穿刺和植入螺钉

按压肌肉后，会很容易穿刺和植入螺钉。植入时，要紧握螺钉，不改变其方向。通常，助手会检查螺钉向头、尾两侧的倾斜度。

每次用探针探测和穿刺时，都要利用填充物确认是否穿破。要确认螺钉孔的全部长度以及周围是否穿破，最后还要确认有没有穿破深处。到最深处的填充物的长度可以参照螺钉的长度。

建议
- 骨质疏松患者向下穿刺。

注意事项

- 对于骨质疏松患者来说，没有穿刺的方向，螺钉也很容易植入，一定要注意。

融合器植入的准备

确认椎间盘
下位椎弓根的头侧即为椎间盘。

椎间隙内清理
如果椎间盘之上有走行的静脉，需要用双极电凝灼烧，使用手术电刀切除纤维环（距离硬膜及神经根近的位置，刀刃要朝着反方向使用）。

随后，行椎间隙内清理，使用椎弓牵开器打开椎间隙，使操作更简便。

打开椎间隙
大致清除椎间隙内部之后，植入椎间盘牵引器，慢慢打开椎间隙。通常从打开 7 mm 开始，就要边清除残留的髓核，边递增 1 mm 地打开椎间隙。这项操作可以在打开椎间隙的同时矫正滑脱。为了获得椎间的移动性，可以左右相互移动（图 11）。

制作移植床
向相反方向植入尺寸合适的椎间盘牵开器，保持椎间隙的高度。以此保证椎间隙内的操作空间，也会容易观察内部。此外，稳定锥体有利于刮除软骨终板。

在并用椎板牵开器时，不要强行增大力度，否则减压后可能会导致棘突骨折或椎弓骨折。

使用锐匙、环形刮匙、锉刀等器械处理残留的髓核和软骨终板。对侧也要进行同样的操作。虽然可以单侧进入，但是在熟练之前建议双侧进入，去除软组织、软骨终板，到骨性终板出现点状出血的程度即可。

建议

- 从解剖学的角度看，在椎间盘高位对硬膜外静脉丛止血较好（图12a）。
- 如果出血，表面灼烧止血更快。使用弯头的低温双极电凝止血效果较好（图12b）。
- 使用锐匙等器械时，如果从中央向深处使用，则需要从深处向手边牵引，而当器械在手边，则需要从手边向深处推进。如果操作杂乱不规范，可能会导致深处的血管损伤，手边的部位出现硬膜和神经根损伤（图13）。
- 侧面以椎弓根为主，制作大面积的移植床。
- 硬膜囊腹侧容易残留软组织，因此需要从左、右两侧清洁，确认没有残留。

图11 打开椎间隙

最初打开至 7 mm 或 8 mm 时，植入椎间盘牵开器，将其旋转 90°，打开椎间隙。接着一毫米一毫米地继续打开，直到可以确定阻力。注意不要损伤终板（尽量不要使用有刀刃的器械）。此操作不仅可以大致清除髓核，打开椎间隙，还可以矫正滑脱。

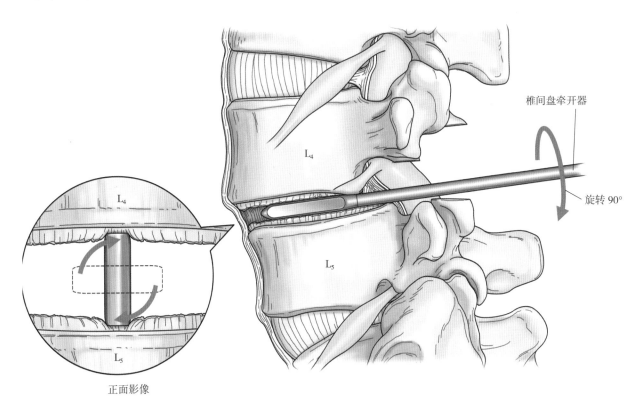

正面影像

图 **12** 硬膜外静脉丛和低温双极电凝

a: 椎内静脉丛的解剖图　　　　　　　　　　b：前端弯曲的低温双极电凝

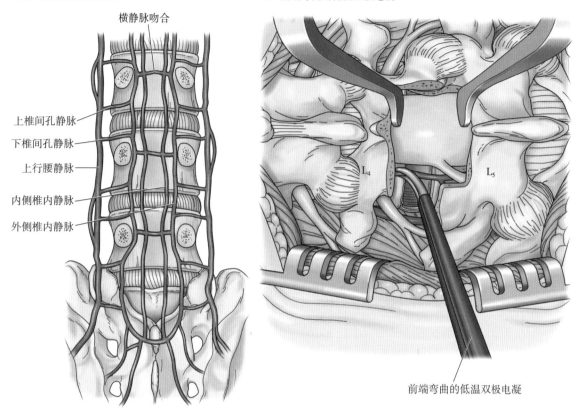

横静脉吻合

上椎间孔静脉
下椎间孔静脉
上行腰静脉
内侧椎内静脉
外侧椎内静脉

L₄　　　L₅

前端弯曲的低温双极电凝

图 **13** 去除软骨终板

使用锐匙、环形刮匙、锉刀等
器械去除软骨终板。从正中向
深处的操作为由深到浅移动，
从正中向手边的操作为由浅到
深移动，这样操作比较安全。

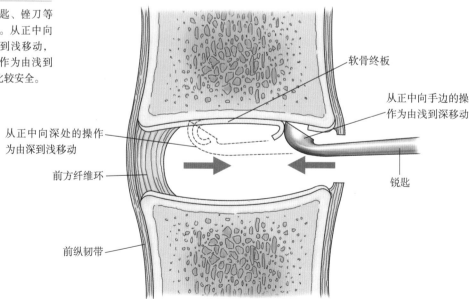

软骨终板

从正中向手边的操
作为由浅到深移动

从正中向深处的操作
为由深到浅移动

前方纤维环

锐匙

前纵韧带

融合器、移植骨块的植入

　　融合器的尺寸可以参考椎间盘牵开器的尺寸，选择正好能够植入的大小（处理软骨终板后，适合的尺寸会稍微变大，因此需要在处理软骨终板后再次确认）。

　　在融合器前方用磨碎的骨组织填充，随后从两侧植入融合器。融合器之间也需要填充充足的骨组织。

　　植入融合器时，使用神经根牵引器和黏膜剥离子，保护硬膜囊、L_5 神经根及 L_4 神经根。

建议

- 尺寸过大的融合器容易造成终板损伤、塌陷，损伤相邻的椎间盘。此外，不容易发现前弯，在不清楚状况时，最好选择小尺寸的融合器。
- 用手术刀、Kerrison骨科咬骨钳等将植入融合器的部位的软组织全部剔除，这样会更容易植入移植骨块和融合器。
- 植入两个融合器时，需要使用椎间盘牵开器等器械，创造足够的空间。如果操作不谨慎，可能会把一个融合器植入深处，特别是从单侧植入两个融合器时需要注意（图14）。

注意事项

- 植入融合器时，更容易看见下位锥体的后缘，但是还要注意上位（滑脱）锥体的后缘，如果不矫正滑脱，不向更深的位置植入，融合器会比上位锥体的后缘突出。而且，融合器和终板的接触面积会变小。

图 **14**　移植骨块和融合器植入后

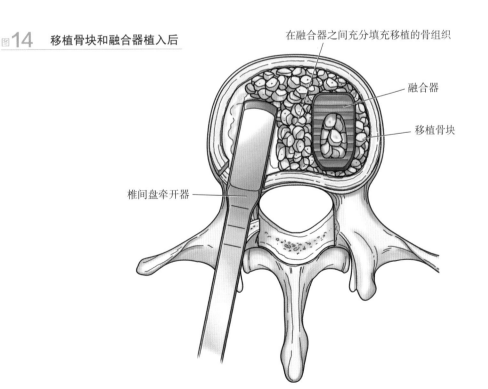

在融合器之间充分填充移植的骨组织

融合器

移植骨块

椎间盘牵开器

金属棒的植入·固定

在不影响上位关节突关节的前提下，将金属棒和螺钉的前端固定并加压，使融合器及移植骨块与终板吻合，固定时，尽量向前倾斜。植入定位螺钉时，注意金属棒的左右移动。

建议

- 无法植入金属棒时，确认是否因为关节突关节肥厚，或者没有充分矫正滑脱。
- 虽然在锁死螺母时，可能会矫正滑脱，但是可能性较小。特别是对于骨质疏松的患者来说，螺钉和金属棒装置的矫正操作可能会导致螺钉松动，一定要引起注意。
- 最后植入定位螺钉时，可能会因为左右移动造成螺钉的松动和椎弓根骨折。可以使用反向牵开器和钻杆夹持器固定螺钉头和金属棒，随后锁死。

注意事项

- 注意矫正滑脱的操作对上位神经根的压迫（特别是不切除关节突关节时）。

缝合

充分止血，冲洗后，缝合创处。

建议

- 手术中出现麻醉导致低血压的状况较多，缝合时，需要将血压恢复至平常血压，确认是否止血。
- 不要长时间使用开创器，肌肉组织会因为缺血造成损伤，为了预防其造成术后不适、疼痛，开创器不要持续使用2 h以上。同时为了预防手术部位感染（surgical site infection，SSI），适当移开开创器，冲洗创处。

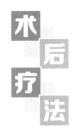

①通常在术后 2 d 拔除引流管。

②拔除引流管适应疼痛后，可以坐在轮椅上移动或者步行。

③术后佩戴 2 个月硬性防护支具。

④如果患者自觉尚可，即可进行办公室的工作。

⑤术后 3 个月以后通过 CT 确认骨愈合状态，愈合良好者可以运动或者进行体力劳动。

参考文献

[1]BODEN SD, ANDERSSON GB, FRASER RD, et al. Selection of the optimal procedure to achieve lumbar spinal fusion. Introduction. 1995 Focus Issue Meeting on Fusion. Spine（Phila Pa 1976）1995, 20（24 Suppl）：166S.

[2]篠原光, 曽雌茂. TLIF(経椎間孔的腰椎椎体間固定術). OS NEXUS 6 脊椎固定術 これが基本テクニック. 西良浩一, ほか編. 東京：メジカルビュー社, 2016: 108-117.

[3]HARMS J, JESZENSKY D, STOLTZE D, et al. True spondylolisthesis reduction and monosegmental fusion in spondylolisthesis.

The Textbook of Spinal Surgery. 2nd ed, BRIDWELL KH, DEWALD RL, editors. Philadelphia：Lippincott-Raven，1997: 1337-1347.

[4]KIRKALDY-WILLIS WH, BURTON CV. Managing low back pain. 3rd ed. London：Churchill Livingstone, 1992: 14-19.

[5]戶川大輔. 移植母床作成(後側方, 椎体間)と各種人工骨の特徴. OS NEXUS 6 脊椎固定術 これが基本テクニック. 西良浩一, ほか編. 東京：メジカルビュー社，2016：36-43.

治疗脊髓型颈椎病的单侧椎弓入路椎体成形术、后路融合固定术

日本大学医学部骨科学系骨科学专业　上井　浩

适应证

①根据影像学诊断发现 2 处以上的压迫性椎间病变，呈现脊髓疾病症状。

②存在 1 处椎间的病变，并且伴随原发性椎管狭窄症。

＊对于脊椎后凸比较僵硬的患者，后方减压没有效果，因此建议采取前后路联合手术。

术前模拟

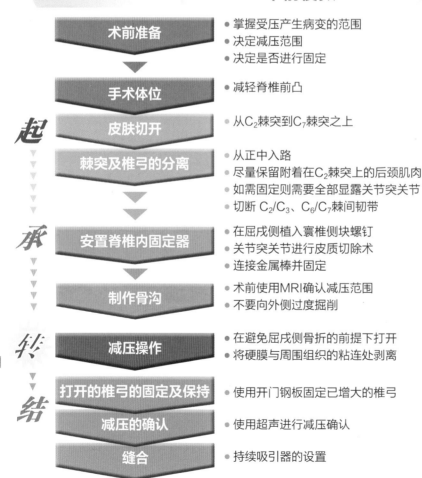

起

| 术前准备 | ● 掌握受压产生病变的范围
● 决定减压范围
● 决定是否进行固定 |

| 手术体位 | ● 减轻脊椎前凸 |

| 皮肤切开 | ● 从C_2棘突到C_7棘突之上 |

| 棘突及椎弓的分离 | ● 从正中入路
● 尽量保留附着在C_2棘突上的后颈肌肉
● 如需固定则需要全部显露关节突关节
● 切断 C_2/C_3、C_6/C_7棘间韧带 |

承

| 安置脊椎内固定器 | ● 在屈戌侧植入寰椎侧块螺钉
● 关节突关节进行皮质切除术
● 连接金属棒并固定 |

| 制作骨沟 | ● 术前使用MRI确认减压范围
● 不要向外侧过度掘削 |

转

| 减压操作 | ● 在避免屈戌侧骨折的前提下打开
● 将硬膜与周围组织的粘连处剥离 |

| 打开的椎弓的固定及保持 | ● 使用开门钢板固定已增大的椎弓 |

结

| 减压的确认 | ● 使用超声进行减压确认 |

| 缝合 | ● 持续吸引器的设置 |

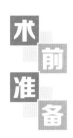

①术前拍摄 X 线片确认是否存在椎间不稳的情况，如果存在椎间不稳，需要追加后路融合固定。

②术前使用 MRI 矢状面影像确认 K 线。如果有 K 线，做好前后路联合手术的准备。

③术前使用 MRI 横断面影像测量后路减压时，测量必要的减压范围。

④使用 3D-CT 确认寰椎侧块变形程度，以及 C_3、C_6 与 C_7 的棘突形状。

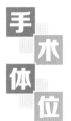

①为患者头部配装 Mayfield 三点头架（图 1）。

②使用能够减小腹压、让胸腹部更加稳定的腹部支撑架（Hall frame）。

③患者呈俯卧位。

④头部轻度屈曲，调节头部的高度和调准，确保腰椎后凸的椎骨和枕骨突出的程度相同，并将其固定。

⑤使用四角固定医用床单将上肢与躯干固定，股关节和膝关节呈轻度屈曲位。

⑥轻度倾斜手术台，呈头部稍高的体位。

⑦肩胛区向尾部牵引，并用约束带固定。绷紧后颈部松弛的皮肤。

建议　肩胛区的牵引

- 双肩粘贴 15 cm 宽的易撕敷料约束带，斜十字交叉捆绑固定臀部。不要撕掉表面的覆膜，以免失去固定能力。

图1　**手术体位**

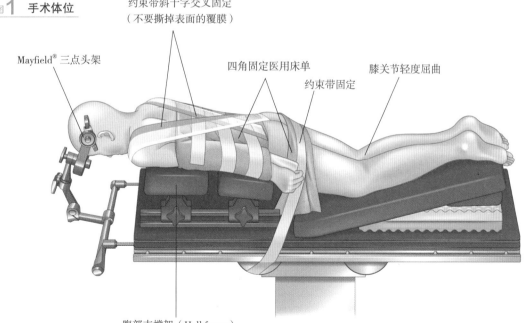

约束带斜十字交叉固定
（不要撕掉表面的覆膜）

Mayfield® 三点头架

四角固定医用床单

膝关节轻度屈曲

约束带固定

腹部支撑架（Hall frame）

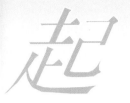

皮肤切开

从 C$_2$ 棘突到 C$_7$ 棘突之上切开皮肤（图 2）。

建议

如果患者从皮肤表面难以触探到C$_2$棘突

- 将切口从C$_7$棘突拉长至头部8 cm左右。
- 皮肤切口长度不够的时候，依次顺延即可。
- 不熟练的时候，皮肤切口尽量切长点。

图 2　皮肤切开

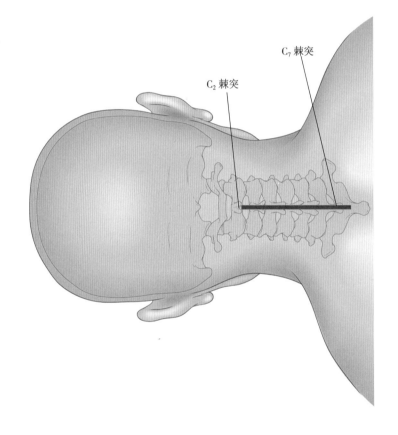

C$_7$ 棘突

C$_2$ 棘突

棘突及椎弓的分离

浅层的分离

从正中将颈部肌肉群向两侧纵切，分离至棘突的部位（图3）。

建议

分离颈部肌肉群时的要点
- 找到正中部位，使用手术电刀切开颈韧带。
- 按照指示，边触探棘突，边用Gelpi撑开器左右均等重复进入，从正中将其分离。
- 无法确认颈韧带时，找到C_7棘突并将其分离，随后就可以很容易找到正中的位置。

图3 浅层的分离

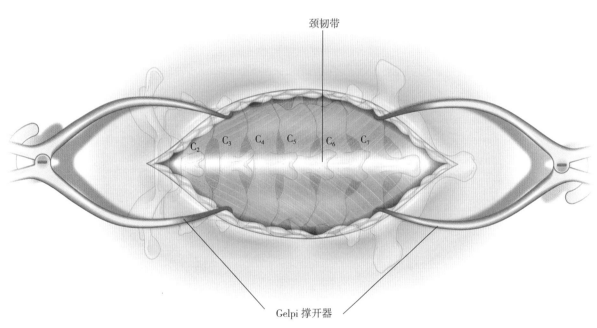

颈韧带

C_2 C_3 C_4 C_5 C_6 C_7

Gelpi 撑开器

治疗脊髓型颈椎病的单侧椎弓入路椎体成形术、后路融合固定术

89

◆ 深层的分离

分离棘突和椎板后，露出头侧的 C_3 椎弓、尾侧的 C_7 椎弓，外侧露出至关节突关节内侧的 1/2。需要融合固定的椎间需要露出全部的关节突关节（图 4）。

建议

深层分离时的要点

- 如果分离时将颈半棘肌从棘突向骨膜之下剥离，基本不会出血。
- 颈椎屈曲会打开椎弓间隙，因此分离时注意不要进入椎管内。
- 为了防止切割肌层引发出血，要从正中分离。
- 尽量保留附着在 C_2 棘突的颈半棘肌。
- 皮肤切口较小时，同时使用深处和浅处用的 Gelpi 撑开器，提供良好的手术视野。
- 为了避免误认手术位置，术前需要使用 3D-CT 充分确认 C_3、C_6 及 C_7 的棘突形状。如果没有把握，术中可以使用 X 线检查确认。

图 **4** 深层的分离

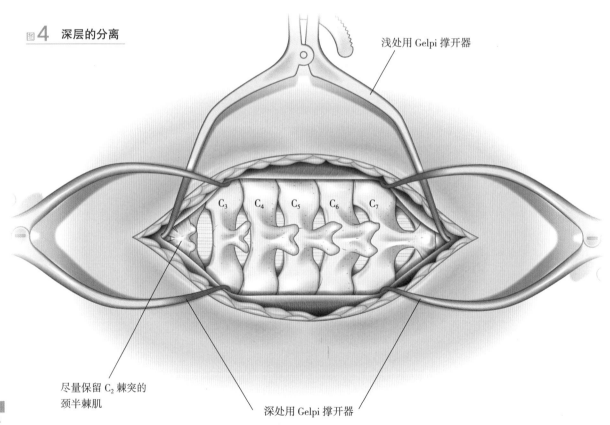

浅处用 Gelpi 撑开器

尽量保留 C_2 棘突的颈半棘肌

深处用 Gelpi 撑开器

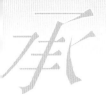

安置脊椎内固定器（Magerl法）

安置脊椎内固
定器~
　制作骨沟

确认关节突关节的方向

为了确认头、尾侧螺钉的植入角度，将神经剥离子植入关节突关节。

制作螺孔

在寰椎侧块中央到头、尾两侧，使用直径 2 mm 的金刚钻，以与关节突关节平行、内外两侧向外侧倾斜 25° 的角度进行磨骨（图 5a）。

植入螺钉

使用手术电钻慢慢挖掘出 2 mm 的深度，随后使用深度计确认是否贯穿对侧的骨皮质，测定螺钉的长度。切断螺丝攻，尽可能用双皮质固定螺钉。

安置金属棒

用金刚钻在关节突关节内行皮质切除术，校准后固定金属棒（图 5b）。

建议

寰椎侧块螺钉固定时的要点

● 原则上来说，徒手就可以植入螺钉，但是在熟练之前建议在侧面使用透视装置。
● 为了不妨碍开门微型钢板固定系统，需要在屈戌侧安置螺钉。
● 尽可能将螺钉贯穿对侧面，笔者经常使用14 mm长的螺钉，目前还没有发现因贯穿对侧面而引起的并发症。
● 矫正脊椎准线后，术后可能会出现医源性椎间孔狭窄，因此需要在手术体位下调整好的状态进行原位固定融合。
● 为了不影响固定后骨沟的制作，需要将螺钉头稍微向外倾斜，随后连接金属棒。

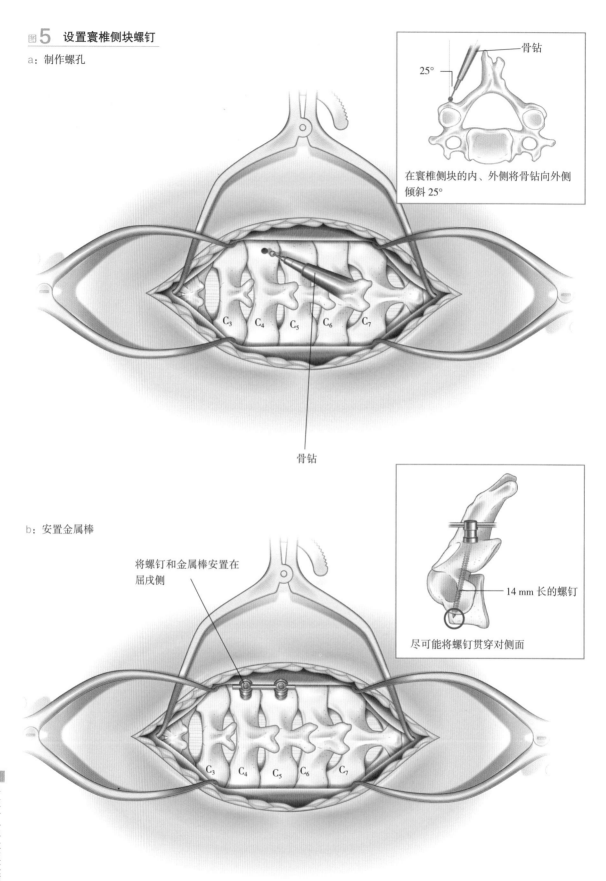

图 **5** 设置寰椎侧块螺钉

a：制作螺孔

骨钻

在寰椎侧块的内、外侧将骨钻向外侧倾斜 25°

25°

骨钻

b：安置金属棒

将螺钉和金属棒安置在屈戍侧

14 mm 长的螺钉

尽可能将螺钉贯穿对侧面

C₃ C₄ C₅ C₆ C₇

制作骨沟

原则上来说，要打开 C_3~C_6 的椎弓，需切除 C_7 椎弓头侧 1/2 的椎弓。

切除C_2/C_3、C_6/C_7棘间韧带

为了更容易打开椎弓间，需要使用髓核钳切除 C_2/C_3、C_6/C_7 的棘间韧带。

切除C_6棘突的前端

打开椎弓时，棘突会受到侧面肌肉群的压迫，导致无法完全打开。因此，需要将其切除至 C_5 棘突的高度。

使用电磨钻切除C_7椎弓的头侧

为了减少工作量，缩短手术时间，使用电磨钻将 C_7 椎弓可以切除的部位切除。

开口侧的骨沟的制作

如果主刀医生习惯用右手，则将左侧定位为开口侧。使用卡尺正确地测量出骨沟的宽度（图 6a）后，使用直径 4 mm 的骨钻开始挖掘（图 6b）。确认腹侧的骨皮质后，改用直径 4 mm 的金刚钻。挖掘腹侧的骨皮质时，需要使用神经剥离子重复确认骨组织上是否有残存的其他组织。C_7 椎弓头侧的一半部位也用同样的操作切除穹隆状的椎弓。

屈戌侧的骨沟的制作

使用直径 4 mm 的骨钻，按照测量的宽度磨骨，到一定程度后，改用直径 4 mm 的金刚钻。用手指将棘突按压至屈戌侧，确认打开的椎弓的屈曲程度和阻力。当感觉到像是松弛的弹簧一样的阻力时，结束操作。

建议

制作骨沟的要点

- 术前使用MRI确认脊髓的幅度后决定减压范围。过于向外挖掘，会导致硬膜外静脉丛出血。笔者一般会挖掘18 mm。
- 使用手术电刀将骨骼表面烧焦，给骨沟的宽度做记号。
- 挖掘骨沟时，不要挖掘椎管内侧方向的椎弓，而是要挖掘内外侧的中间方向（图6b）。直视视角下更容易确认挖掘状况。
- 挖掘时，不要按压钻头，而是要从头、尾两侧缓慢移动（图6c）。当完全剥离了腹侧的骨皮质时，会瞬间失去阻力，这时就要停止挖掘。
- 切除C_7椎弓头部的穹隆状椎弓时，如果C_6棘突妨碍视野，需要切除C_6棘突尾部的一部分。
- 挖掘时，如果出血过多，则可以在骨沟内涂抹骨蜡止血。
- 为了避免打开椎弓时出现椎弓骨折，屈戌侧需要谨慎地慢慢挖掘。

图 **6** 制作骨沟

a：测量骨沟宽度

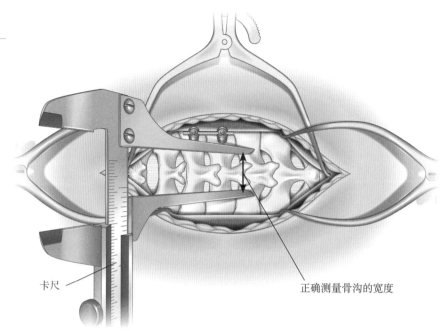

卡尺

正确测量骨沟的宽度

b：横断面下制作骨沟的位置和方向

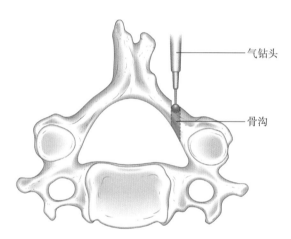

气钻头

骨沟

c：开口侧和屈戌侧的骨沟制作

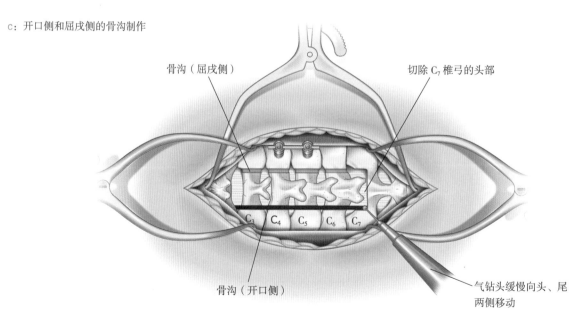

骨沟（屈戌侧）

切除 C_7 椎弓的头部

骨沟（开口侧）

气钻头缓慢向头、尾两侧移动

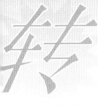

减压操作

减压操作

　　笔者会用两个拇指将棘突向屈戍侧按倒。在避免屈戍侧骨折的前提下，慢慢打开。打开至一定程度时，使用神经剥离子剥离黄韧带和硬膜。插入Kerrison咬骨钳，切除1 mm宽的黄韧带。在打开椎弓时，从尾侧开始，依次进行此操作。使用神经剥离子将椎弓的腹侧与硬膜周围组织的粘连处，仔细剥离开。

建议

打开椎弓时的要点

- 为了防止椎弓骨折，需要将4个椎弓一起缓慢打开。不要单独用力按压一个椎弓。
- 虽然有的医生会在椎弓下插入大号Kerrison咬骨钳后，进行打开操作，但笔者会用两个拇指进行此项操作（图7）。这样能更加直观地感觉到打开时的阻力。
- 有些患者的C_3椎弓很难打开。这时需要将骨沟延长5 mm至C_2椎弓下缘，或者挖掘至C_3椎弓左头侧，这样更容易打开椎弓。
- 切除黄韧带时，为了避免不小心损伤硬膜表面的血管和硬膜外静脉丛，只需要切除韧带。
- 打开时，为了不拉扯到粘连在椎弓上的硬膜，需要使用神经剥离子将其仔细清除。
- 打开椎弓后，可能会出现硬膜外静脉丛及骨沟出血，在骨沟表面涂抹骨蜡，在硬膜表面敷用INTEGRAN（日本脏器制药）或速即纱可吸收止血纱布（Ethicon公司）即可大致止血。

图7　打开椎弓

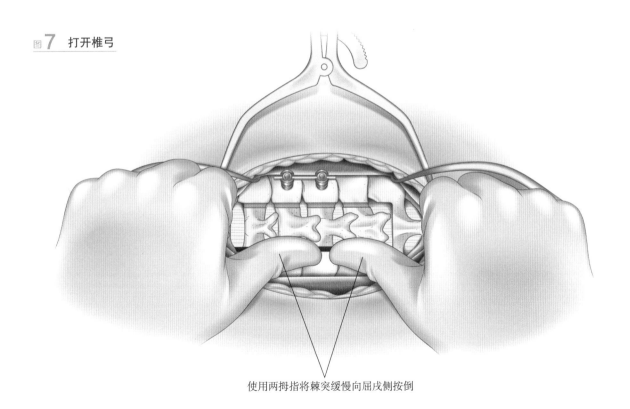

使用两拇指将棘突缓慢向屈戍侧按倒

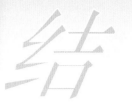

打开的椎弓的固定及保持

　　融合固定打开的椎弓，一般有 3 种方式。将固定用的丝线挂在棘间韧带和屈戍侧关节囊来固定，或者将带线骨锚钉植入屈戍侧的寰椎侧块，将用于固定的丝线挂在棘间韧带上进行固定，以及在开口侧使用羟基磷灰石（HA）垫片。

　　为了避免二次缝合，笔者会使用开门微型钢板固定系统（centerpiece plate fixation system）进行融合固定（图 8a）。使用专用的量具，测出椎弓的厚度和打开的大小，之后决定微型钢板的尺寸。每处椎弓选择合适的微型钢板，安装在打开的椎弓和寰椎侧块之上，用螺丝固定（图 8b）。

a：横断面向下的开门微型钢板固定系统的安置

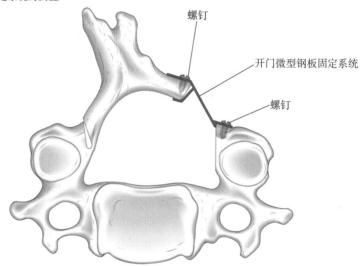

螺钉

开门微型钢板固定系统

螺钉

b：C$_3$~C$_6$ 的开门微型钢板固定系统的固定

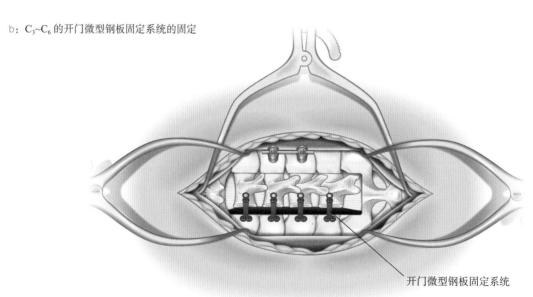

开门微型钢板固定系统

> **建议** 固定打开的椎弓时的要点
>
> ● 主刀医生最好用左手保持微型钢板贴紧打开的椎弓和寰椎侧块，然后使用金刚钻钻出直径 2 mm的钉孔（图8c）。如果让助手稳定微型钢板，会减少术野的操作空间，增加操作难度。

减压的确认

将超声探头贴紧硬膜表面，确认是否完成减压（图9）。

图 8 打开的椎弓的固定及保持

c：安置开门微型钢板固定系统的诀窍

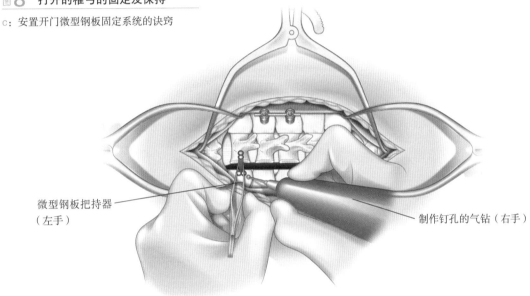

微型钢板把持器
（左手）

制作钉孔的气钻（右手）

图 9 使用超声确认减压状况

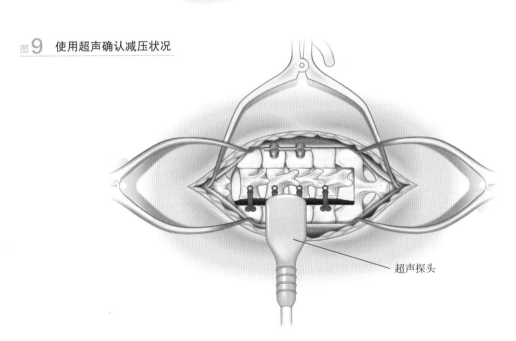

超声探头

缝合

使用生理盐水冲洗创面，在螺杆固定的椎间进行局部植骨。留置引流管，随后缝合。

建议

缝合时的要点
- 为了预防术后硬膜外血肿，确认引流管有效后再缝合。
- 术后，后颈部撕掉敷料后容易污染。最近为了撕掉敷料后不出现问题，会在患者皮肤表面涂抹皮肤黏合剂。

要点 建议

- 让本手术操作简便的关键在于体位。合适的体位会带来良好的视野和可操作性。
- 本手术不会大量出血。如果出现预期以外的出血，最好确认一下患者的血压和腹压是否降低。

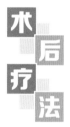

①手术当天卧床静养，术后 1 d 可以下床走动。
②术后 2 d 拔除引流管。
③原则上不需要使用护颈支具，如果患者局部剧烈疼痛，可以佩戴软式颈围。

参考文献

[1]FUJIYOSHI T, YAMAZAKI M, KAWABE J, et al. A new concept for making decisions regarding the surgical approach for cervical ossification of the posterior longitudinal ligament: The K-line. Spine (Phila Pa 1976), 2008, 33 : E990-993.

[2]JEANNERET B, MAGERL F, WARD EH, et al. Posterior stabilization of the cervical spine with hook plates. Spine (Phila Pa 1976), 1991, 16 (3 Suppl) : S56-63.

治疗脊髓型颈椎病的棘突纵割式椎管扩大成形术（线锯椎板成形术）

鸟取大学医学部感觉运动医学讲座运动器官医学专业　**永岛英树**

适应证

① 出现手指功能障碍和行走功能障碍的患者。
② 2 处及以上椎间出现椎管狭窄的患者。
③ 颈椎从轻度后凸到前凸的患者。

术前模拟

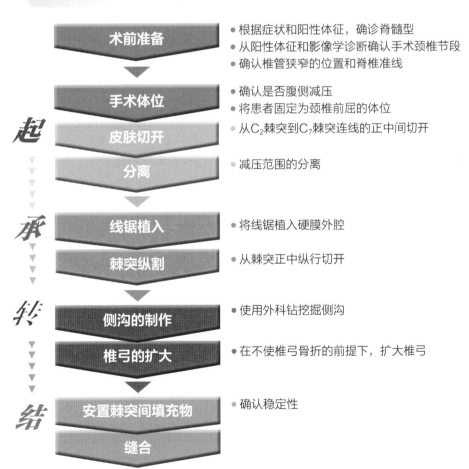

| 术前准备 | ● 根据症状和阳性体征，确诊脊髓型
● 从阳性体征和影像学诊断确认手术颈椎节段
● 确认椎管狭窄的位置和脊椎准线 |

起

手术体位	● 确认是否腹侧减压 ● 将患者固定为颈椎前屈的体位
皮肤切开	● 从C₂棘突到C₇棘突连线的正中间切开
分离	● 减压范围的分离

承

| 线锯植入 | ● 将线锯植入硬膜外腔 |
| 棘突纵割 | ● 从棘突正中纵行切开 |

转

| 侧沟的制作 | ● 使用外科钻挖掘侧沟 |
| 椎弓的扩大 | ● 在不使椎弓骨折的前提下，扩大椎弓 |

结

| 安置棘突间填充物 | ● 确认稳定性 |
| 缝合 | |

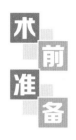

①根据麻痹的范围，感觉、运动功能障碍及深部腱反射确定手术颈椎节段，确认其是否与影像学诊断有矛盾之处。

②使用 MRI 确认椎管狭窄的位置，使用颈椎前凸的 X 线侧位片确认脊椎准线。

③使用颈椎 X 线侧位片和 CT 来确认棘突较长的颈椎（C_7 或 C_6 等）。

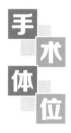

①麻醉后使用 Mayfield 三点式头架固定头部（图 1）。

②将颈椎和躯干作为一个整体，呈俯卧位，使颈椎位于正中，然后用 Mayfield 三点式头架固定。

③使用腹部支撑架固定躯干，确认是否腹侧减压。

④缓慢转动 Mayfield 三点式头架的锁钮，使颈椎呈前凸状态后固定。

⑤调整手术台，使颈椎呈水平角度。

图 **1　术前准备**

用约束带捆绑腕部，另一侧在臀部打结进行固定。

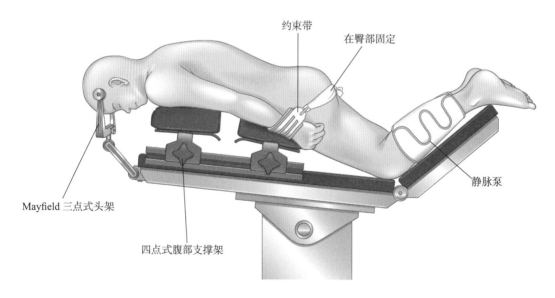

约束带

在臀部固定

静脉泵

Mayfield 三点式头架

四点式腹部支撑架

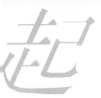

皮肤切开

皮肤切开~
分离

以使用频率最高的 C_3~C_6 的椎管扩大形成术为例进行解释。

触探术前已经确认的棘突较长的颈椎（C_7 或 C_6），将此作为标识，从 C_2~C_7 棘突连线正中切开（图 2）。

建议　如果无法触探到C_2棘突

● 如果无法触探到C_2棘突，可以从后发际线稍偏下的地方切开，大多数情况下也可以达到目的。

图 2　皮肤切开

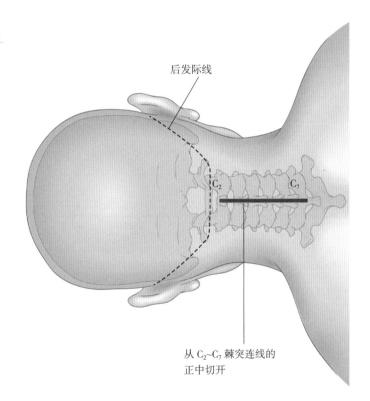

后发际线

C_2　C_7

从 C_2~C_7 棘突连线的
正中切开

分离

使用手术电刀显露C_3~C_6棘突前端后，使用骨膜剥离子将椎弓从棘突剥离。在棘突间用手术电刀或美森包手术剪切断，然后用医用纱布压迫止血。外侧则将寰椎侧块的正中露出即可（图3）。

虽然可以保留附着在C_2棘突的肌肉组织，但是对于外侧则需要将C_2棘突的下关节突能看到的位置全部剥离。保留附着在C_7棘突的颈韧带。

减少出血的要点

- 偏离正中位置就会导致出血，因此要从正中的肌间进入棘突。
- 通常C_3~C_6棘突体积较小，难以触探到，因此需要触探到C_2和C_7棘突，找到其连线正中位置。
- 从正中切开颈韧带，使用Gelpi撑开器将颈韧带向左、右两侧分开开创。随后，边向深处前进，边按照顺序放置牵开器。
- 如果有颈韧带骨化，将其切除，安装牵开器后会比较容易找到正中位置。
- 从后方看，颈椎的棘突比腰椎向尾侧下垂的程度更大，因此可以按照这个规律，将骨膜剥离子向头、尾两侧与骨组织相连，再进行其他操作。

图**3** 分离

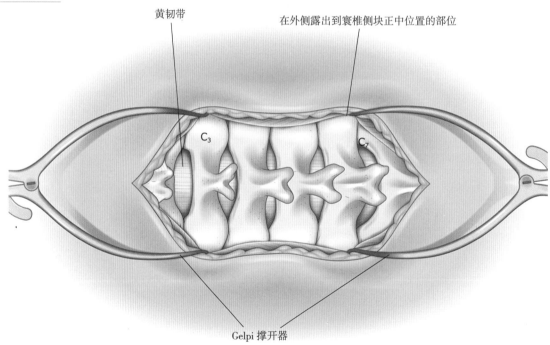

黄韧带

在外侧露出到寰椎侧块正中位置的部位

C_3

C_7

Gelpi 撑开器

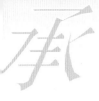

线锯植入

在 C_2/C_3 和 C_6/C_7 之间切除椎弓和黄韧带，随后进入硬膜外腔。将线锯的导管植入 C_2/C_3 到 C_6/C_7 的硬膜外腔，依靠导管来安置线锯（图 4）。

建议

进入硬膜外腔的诀窍

- 对于C_6/C_7，切除C_6棘突的一部分后，将其缩短，随后将C_7棘突的基底部剥离后，就可以在保留C_7颈韧带的前提下进行操作。
- 使用巾钳等器械将C_6棘突向头侧牵拉，这样可以使椎弓间变得更宽阔，从而使操作更加容易。
- 使用Kerrison咬骨钳从尾侧椎弓（C_6/C_7的话就是C_7）正中进入，切除向尾侧的椎弓，会更容易进入硬膜外腔。

图4 **将线锯安置在棘突下（硬膜外腔）**

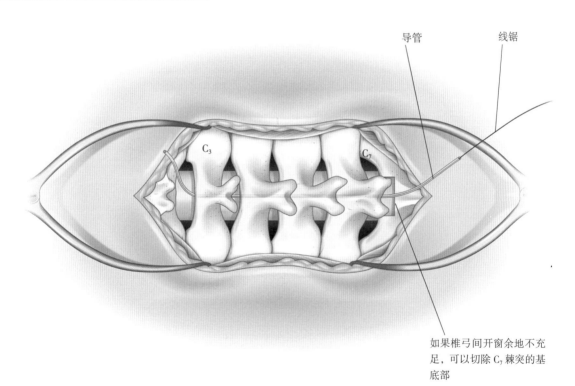

导管　　　　线锯

C_3　　　　C_7

如果椎弓间开窗余地不充足，可以切除 C_7 棘突的基底部

棘突纵割

使用线锯,从 C_3~C_6 棘突的正中进行纵割(图 5)。此时,线锯会一个一个地纵割棘突,因此需要时刻确认线锯是否在正中位置。

建议

安置线锯时的要点
- 通过术前拍摄的颈椎前屈位的X线片,确认棘突前面连线的弧度向前凸(图6a)。
- 如果向后凸,线锯会像弦一样将棘突纵割,有损伤硬膜和脊髓的危险(图6b)。此时,不要一下进行纵割,而是分开操作(图6c)。
- 如果患者的颈椎处于前屈位,必须使用颈椎前屈位下的X线片确认。如果术前就将患者保持这个体位,也可以使用透视装置来确认。

图 5 使用线锯进行纵割

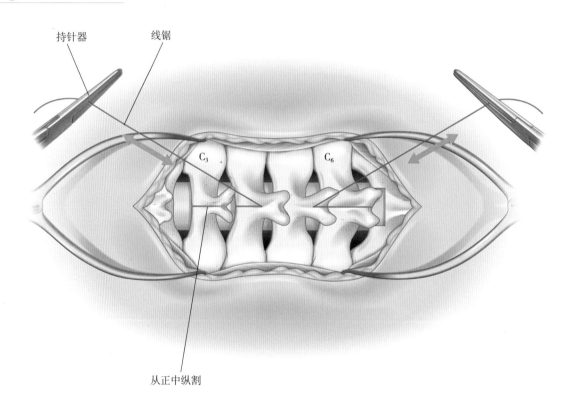

持针器

线锯

C_3

C_6

从正中纵割

图 **6** 安置线锯的注意要点

a：颈椎前凸的状态

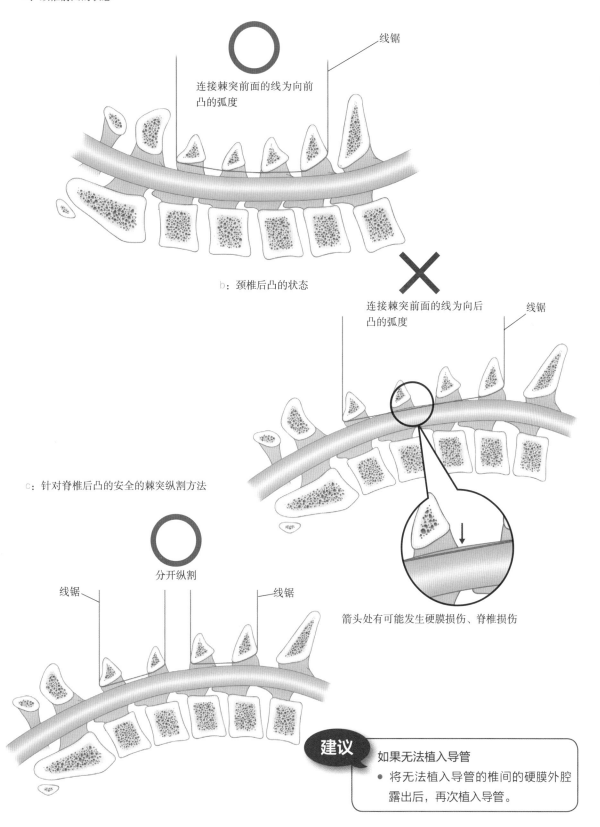

连接棘突前面的线为向前
凸的弧度

线锯

b：颈椎后凸的状态

连接棘突前面的线为向后
凸的弧度

线锯

c：针对脊椎后凸的安全的棘突纵割方法

分开纵割

线锯   线锯

箭头处有可能发生硬膜损伤、脊椎损伤

治疗脊髓型颈椎病的棘突纵割式椎管扩大成形术（线锯椎板成形术）

建议

如果无法植入导管

● 将无法植入导管的椎间的硬膜外腔
露出后，再次植入导管。

侧沟的制作

在寰椎侧块的内侧（从后方看最深的位置）制作侧沟（图 7a）。

使用外科钻操作时，需要喷洒生理盐水，这不仅可以冷却摩擦产生的热量，还能起到冲刷骨屑的作用。将 Penfield 剥离子植入已经进行纵割的棘突浅处，在确认椎弓可移动性的同时进行磨骨操作（图 7b）。

图 **7** 侧沟的制作

a：横断面

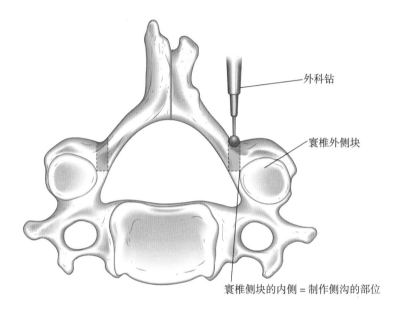

外科钻

寰椎外侧块

寰椎侧块的内侧 = 制作侧沟的部位

b：从后方看的图像

外科钻

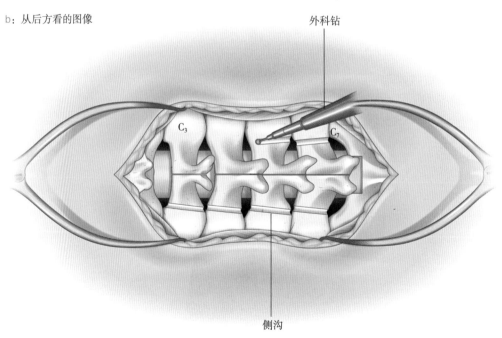

C₃

C₇

侧沟

建议 外科钻的尺寸

- 不熟练的时候，建议使用大号的球形钻（直径5 mm），这样比较容易观察沟的内部，而且即便轻微按压，也不会不停运作。另外，球形钻进入骨沟后，可以挖掘到5 mm的深度，这时使用钻头外侧的刀刃贴着椎弓的内侧掘削，可以制作出合适的侧沟。
- 熟练之后，就可以使用直径为3~4 mm的钻头。虽然可以使用钢牙钻削去松质骨后，再用金钢钻削去内侧的皮质，但是笔者只用粗大的金钢钻挖掘。

椎弓的扩大

使用棘突骨剪将已经具有可移动性的椎弓撑开（图 8 ）。

建议 如果椎弓一直无法移动

- 制作了合适的骨沟后，若椎弓还一直无法移动，很可能是因为上关节突的磨骨操作不到位，可以找到关节突关节进行进一步操作。

图**8** 椎弓的扩大

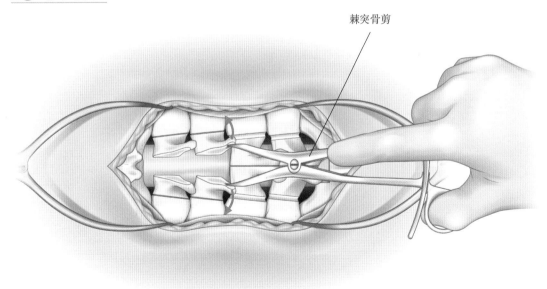

棘突骨剪

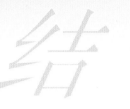

安置棘突间填充物

在棘突切断面最深的地方 5 mm 左右的位置，使用直径为 2 mm 的金刚钻等器械钻孔，穿过细线，固定棘突间填充物。

笔者通常会在硬膜外腔安置引流管后，再安置棘突间填充物。固定用的细线不需要剪断，可以用这些细线将肌肉组织缝合在棘突上（图 9）。

图9　安置棘突间填充物

将引流管插入脊髓和填充物之间，所有 C_3~C_6 的填充物细线交叉缝合拴牢，用蚊式止血钳牵拉剩下的线头。

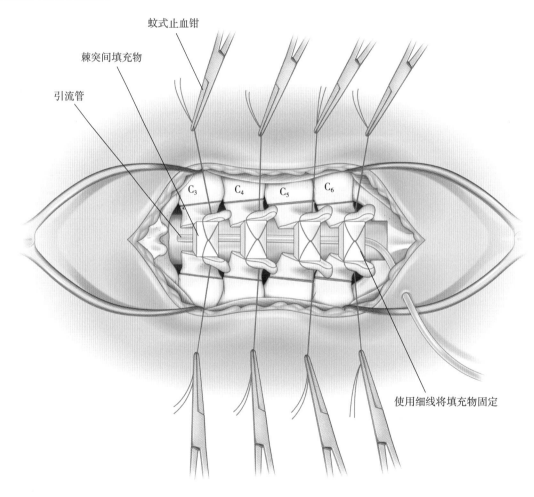

蚊式止血钳

棘突间填充物

引流管

C_3　C_4　C_5　C_6

使用细线将填充物固定

缝合

充分冲洗后，缓慢转动 Mayfield 三点式头架的锁钮，使颈椎呈后凸体位后再次固定。在这个位置，使用填充物的固定用细线将肌肉组织缝合在棘突上。安置填充物后，若椎弓依旧不稳就不要使用细线。依次缝合颈韧带、皮下组织及皮肤。

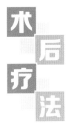

①虽然有的患者术后不需要使用颈托，但是笔者会让患者佩戴 2 周颈托。

②手术第 2 天患者可以下床走动，但是手术当天如果患者愿意，也可以坐起来，或者自主改变体位。

参考文献 ....

[1]TOMITA K, KAWAHARA N, TORIBATAKE Y, et al. Expansive midline T-saw laminoplasty（modified spinous process-splitting）for the management of cervical myelopathy. Spine（Phila Pa 1976）, 1998, 23：32-37.

[2]伊藤淳二, 原田征行, 植山和正, ほか. 棘突起縦割法頸椎脊柱管拡大術における手術手技について. 脊髄外科, 1996, 10：93-97.

[3]黒川高秀, 津山直一, 田中弘美, ほか. 棘突起縦割法頸椎脊柱管拡大術. 別冊整形外科, 1982, 2：234-240.

治疗神经根型、脊髓型颈椎病的前路减压内固定融合术

东京医科齿科大学大学院医齿学综合研究科骨科学　**吉井俊贵，大川　淳**

适应证

①神经根型颈椎病。

②脊髓型颈椎病。

③颈椎后纵韧带骨化症（ossification of posterior longitudinal ligament，OPLL）。

④肌萎缩型颈椎病。

⑤颈椎后凸症。

术前模拟

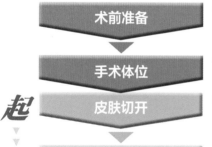

术前准备	●根据影像学诊断，测量减压范围、减压幅度、移植骨块及植入物的尺寸等
手术体位	●仰卧位，下颌朝上，如果需要还可轻轻向右旋转
皮肤切开	●显露2椎间以下采用横切口，2椎间以上则选择斜切口，颈阔肌从切口的方向切断
椎体前面的分离	●胸锁乳突肌和肩胛舌骨肌之间钝性分离
椎体、椎间盘的分离	●将颈长肌锐性、钝性分离至钩椎关节
椎间盘切除	●使用软组织牵开器稍微打开椎间隙，再用锐匙、手术钳摘除椎间盘
椎间孔的减压	●使用电钻将椎体间至椎体后缘削开，根据需要摘除突出，对椎间孔进行减压
骨移植	●修剪上、下终板，在椎体之间移植自身的髂骨、融合器、人造骨等

起

承

转

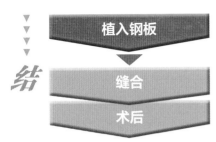

植入钢板 ● 切除前方的骨棘等部位，在正中安装尺寸合适的钢板

缝合 ● 留置封闭式负压引流管，逐层缝合

术后 ● 注意上气道梗阻，进行术后管理

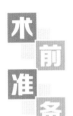

①术前使用X线片、MRI、CT影像，测量减压范围、减压幅度、移植骨块的尺寸，以及钢板、螺钉的尺寸。CT的MPR影像、3D影像等有助于制订手术计划。使用X线片和CT确认舌骨和甲状软骨的位置，便于之后的入路。

②颈椎伸展测试：颈椎伸展时，确认症状是否加重。如果四肢麻痹的症状加重，在插管时或手术中，需要控制颈椎的过度伸展，注意颈椎的姿势。如果需要，还可以进行纤维支气管镜插管。

③椎动脉走行：留意横突孔的位置，使用MRA等器械时注意椎动脉的走行异常。

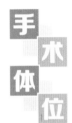

①患者呈仰卧位，将头部放置于圆座上，用卷枕稳定颈部，下颚稍微向上抬起（图1）。

②如果从左侧入路，根据C_3/C_4的入路时的需求，需要稍微向右旋转（避免过度伸展颈椎，过度旋转下颌）。笔者会用约束带将患者头部固定在手术台上。

③如果从髂骨取骨，需要用垫子将左臀稍微垫高。

建议 主刀医生站立的位置

● 如果从左侧入路，站在患者左侧操作会更简便。另外，椎体终板从前下方向后上方倾斜，因此进行减压操作时，如果主刀医生习惯用右手，则站在右侧操作更加容易。虽然存在个人喜好，但是笔者通常入路时站在左侧，减压操作时站在右侧。

图1 手术体位

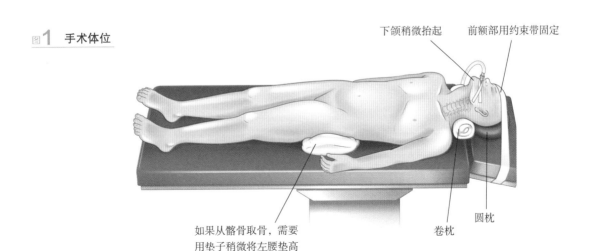

下颌稍微抬起　前额部用约束带固定

如果从髂骨取骨，需要
用垫子稍微将左腰垫高

卷枕

圆枕

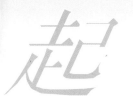

皮肤切开

　　原则上来说，2 处椎间以下的固定，顺着皮肤皱褶横切，3 处椎间以上的固定，在胸锁乳突肌的前缘斜切。C_3 椎体对舌骨，C_4/C_5 椎体对甲状软骨，C_6 椎体对环状软骨作为大致的手术体表定位（图 2）。手术椎间有体积较大的骨棘等情况时，直接在皮肤上触探，确定大致入路位置。

建议

- 椎体手术位置存在个体差异，颈椎伸展也会改变其位置。

图 2　皮肤切开

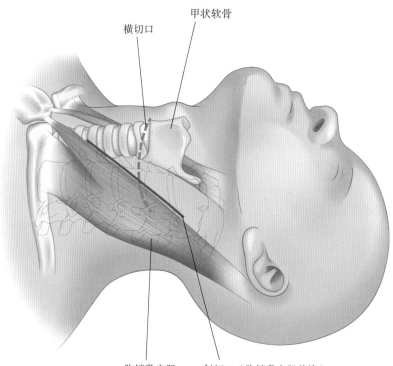

横切口　　甲状软骨

胸锁乳突肌　　斜切口（胸锁乳突肌前缘）

椎体前面的分离

　　将颈阔肌沿皮肤切口的方向切断，在胸锁乳突肌前缘切断颈筋膜浅层，将前颈静脉的外侧、胸锁乳突肌的内缘向腹侧剥离。将胸锁乳突肌内缘从头侧到尾侧分离，随后标记舌骨与斜向下的肩胛舌骨肌的交点（图 3）。

　　使用拉钩等器械将胸锁乳突肌和肩胛舌骨肌向内、外两侧牵拉的同时，切断颈筋膜中层，向腹侧内侧钝性分离（图 4）。通常，主刀医生和助手使用 4 个拉钩，将颈动脉鞘向外侧，食管向内侧分离，到达颈筋膜椎前叶。

　　椎前叶比较稀疏，因此可以用黏膜剥离子将其剥离，到达椎体前。通常椎间盘会稍隆起，椎体中央凹陷，因此需要在手术椎间的椎间盘上做记号。

　　将 23 G 注射针头弯曲 1 cm，留置在椎间盘内，通过透视机和 X 线进行确认。

　　确认手术位置之后，根据需要返回浅层组织。为了确保有足够的术野，可扩大分离部位。通常 1~2 椎间的手术，大多数可以保留横向走行的血管和神经。但是 C_3/C_4 入路时，甲状腺上动脉会妨碍操作，因此需要将其结扎后切断。

　　舌骨末梢的喉上神经内支的损伤会导致吞咽障碍，而且外支的损伤会导致术后难以发出较高的声音，必须引起重视（图 5）。

　　从 C_6/C_7、C_7/T_1 入路时，肩胛舌骨肌和甲状腺下动脉会影响术野，因此可根据需要将其切断。

建议
- 胸锁乳突肌和肩胛舌骨肌的交点多位于 C_5/C_6 附近（图3箭头）。

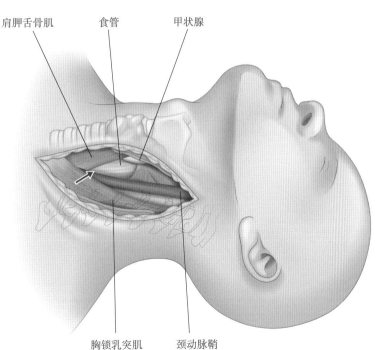

图 **3**　**椎体前面的分离**

箭头指胸锁乳突肌和肩胛舌骨肌的交点。

肩胛舌骨肌　　食管　　甲状腺

胸锁乳突肌　　颈动脉鞘

图 **4** 椎体前方的分离

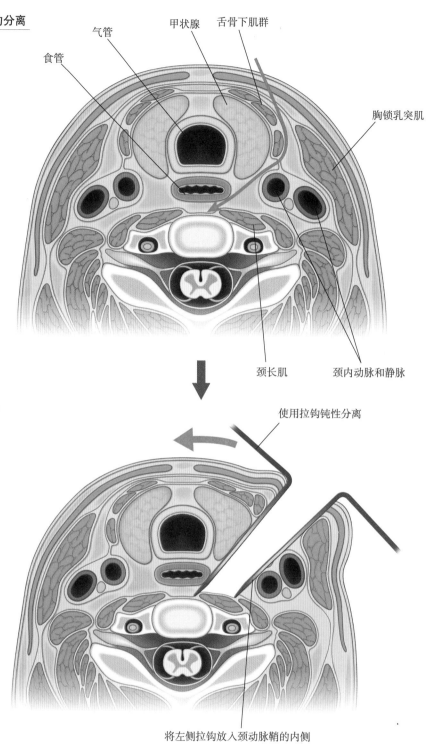

食管
气管
甲状腺
舌骨下肌群
胸锁乳突肌
颈长肌
颈内动脉和静脉

使用拉钩钝性分离

将左侧拉钩放入颈动脉鞘的内侧

建议
● 到达椎前叶时，慎重起见需要触及颈内动脉进行确认，将左侧拉钩放入颈动脉鞘的内侧（图4）。

图 **5** 颈部的主要动脉和神经

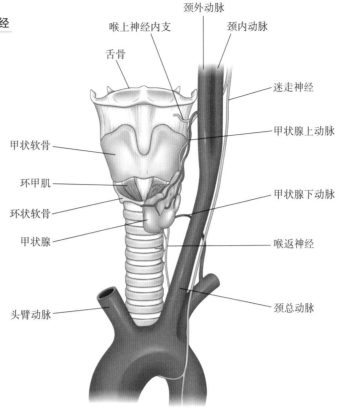

颈外动脉

喉上神经内支

颈内动脉

舌骨

迷走神经

甲状软骨

甲状腺上动脉

环甲肌

甲状腺下动脉

环状软骨

甲状腺

喉返神经

头臂动脉

颈总动脉

椎体、椎间盘的分离

在椎间盘上使用手术电刀将颈长肌内缘切断后，使用骨膜剥离子等器械向外侧钝性剥离，随后，使用双极电凝将侧面向椎体中央突出部位走行的血管凝固，钝性剥离椎体的外侧，显露出至钩椎关节基底部的部位（图6）。

按照椎间盘到椎体的顺序，在上、下、左、右进行同样的操作。在左、右两侧的颈长肌放入平衡良好的撑开器，撑开保持术野。

笔者通常会在上、下椎体放入软组织牵开器，撑开椎间隙（图7）。如果只有一个椎间进行手术，通常会将刺针刺入椎体正中距离椎间盘较远的位置。

建议 椎体、椎间盘分离时的要点

- 如果变形较为严重，很难钝性分离，需要用手术电刀等器械向外侧分离一部分组织。但是比起横突的基底部，椎动脉在外侧走行，因此十分危险。
- 内侧的刀刃要比外侧的刀刃大一个型号。撑开器的牵拉操作可能会损伤喉返神经，在血管内形成血栓，因此长时间手术，术中清洗创处时，偶尔可以取下撑开器。
- 植入软组织牵开器或使用手术电刀时，注意不要挤出食管。

图6 椎体、椎间盘的分离

椎体突出部位容易出血，因此需要按照椎间盘→椎体的顺序操作。使用双极电凝将椎体突出部位电凝止血，向外侧剥离颈长肌。

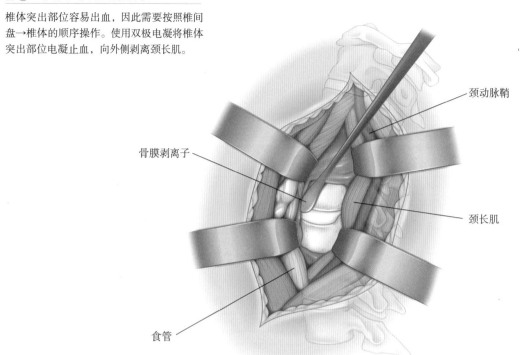

颈动脉鞘

骨膜剥离子

颈长肌

食管

图7 维持分离的状态

上、下、左、右（根据需要设置）放入稳定的片状撑开器，在正中距离椎间盘较远的位置植入软组织牵开器。

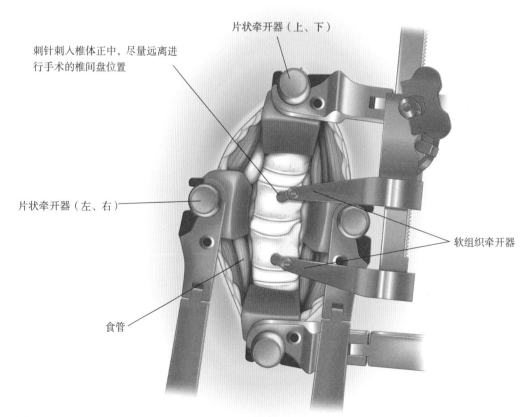

片状牵开器（上、下）

刺针刺入椎体正中，尽量远离进行手术的椎间盘位置

片状牵开器（左、右）

软组织牵开器

食管

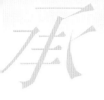

椎间盘切除

椎间盘切除~
椎间孔的
减压

切断前纵韧带，使用软组织牵开器稍微扩大椎间隙，用手术电刀等器械沿着终板切割椎间盘的上、下缘，最后用锐匙或手术钳一点点将其切除。如果前方的骨棘影响手术视野，可以先将其切除。使用锐匙、手术钳等器械清除椎间盘的同时，进入腹侧。

通常，终板会稍微向头侧倾斜，因此切除椎间盘时，一定要注意角度。

摘除一定深度的椎间盘后，使用外科钻在最近的椎体前壁下方和椎间盘的上、下终板钻出箱状凹槽，以此确保椎间盘后方的视野（图 8）。此时，使用外科钻在左、右钩椎关节的基底部做好记号后，以平行的角度稳定地磨骨，清理到椎体后缘附近为止。

使用 T 形横尺测出减压幅度后进行减压，对于一般的脊髓型颈椎病，清理到钩椎关节基底部即可，这样已经足够进行减压操作，并且几乎没有损伤椎动脉的风险。而且，为了确保横向幅度，可以在钩椎关节正下方的椎体外壁添加骨科起子，确认横突基底部的位置。椎体和棘突的拐点靠近自己一侧的部位可以进行清理操作。

建议

- 切除椎间盘时，注意不要损坏上、下的骨性终板。

图8 切除椎间盘

在左、右钩椎关节的基底部做圆形记号，削除软骨终板时不要碰到左、右两侧，钻出箱状的凹槽（虚线的范围）

外科钻

后纵韧带

◀ 椎体后缘的切除

到达椎体后缘之后，笔者会使用显微镜。椎体后缘靠近上、下终板，因此需要用金钢钻将上、下椎体后缘的边缘去除。如果有骨棘，也要去除骨棘（图9）。此时，将正中较浅的位置削开后，向外侧的操作就会更加容易。此外，通过使用外科钻和弯锐匙掘削椎体后侧缘，可以将纤维环—终板结合部位充分减压。

如果患者骨棘较大或者存在后纵韧带骨化，需要扩大掘削范围，可能需要进行椎体次全切除术，根据患者情况，手术中使用 CT 确认减压状况。笔者对脊髓型颈椎病减压时，通常不会切断后纵韧带。

图 9 **椎体后缘的掘削**

不要过度掘削终板。

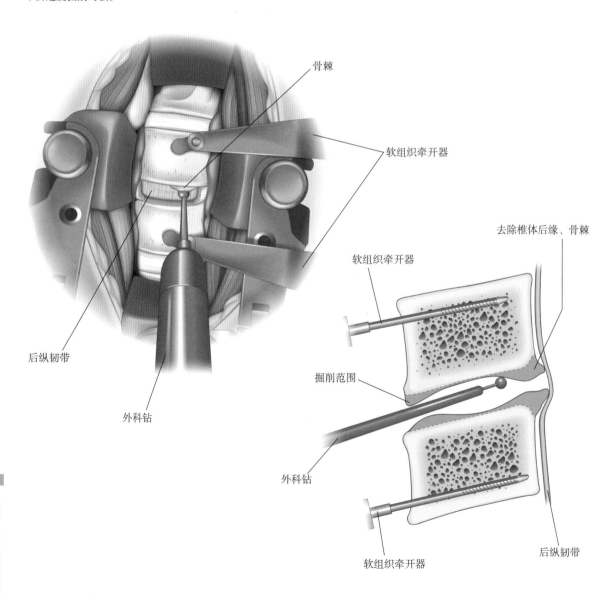

骨棘

软组织牵开器

去除椎体后缘、骨棘

软组织牵开器

掘削范围

外科钻

后纵韧带

后纵韧带

软组织牵开器

外科钻

摘除突出

　　如果患者有椎间盘突出的症状，可使用髓核钳从突出开口处切除突出（图10）。此时，根据需要还可能会切断后纵韧带。如果突出向上、下转移，则需使用锐匙和钩子将其摘除。

建议

● 突出时间太久可能会粘连在硬膜上，不易取出，这时需要增加骨性的减压操作。

图**10**　突出的摘除

找到穿破后纵韧带的突出开口，向左、右切断后纵韧带，扩大操作空间，用髓核钳摘除突出。

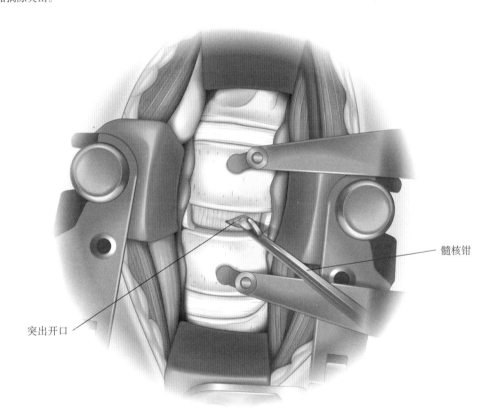

髓核钳

突出开口

椎间孔的减压

对于骨棘突出椎间孔的神经根型颈椎病来说，必须对椎间孔进行减压。笔者不会全部切除钩椎关节，而是保留外侧部分，从椎体后缘的深处向外侧进行减压，使用外科钻、咬骨钳切除椎间孔的骨棘(图11)。还要切断后纵韧带，确认神经根减压情况，可通过触探上、下侧的椎弓根进行确认。

建议
- 掘削椎间孔时，为了避免外科钻摩擦生热，需要不断加水冷却。而且因为神经根周围容易出血，进行减压操作时，需要敷止血剂保护创部。

图 **11** 椎间孔的减压

在椎间盘后方进行喇叭状减压操作。使用外科钻、薄款咬骨钳（1 mm 或 2 mm）、弯锐匙等对神经根进行保护性减压操作。

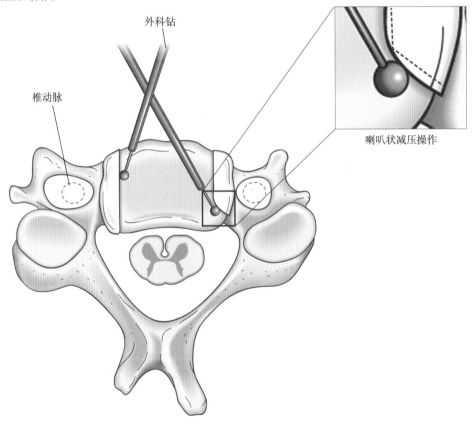

外科钻

椎动脉

喇叭状减压操作

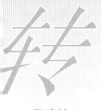
骨移植

◀ **测量移植骨块的高度**

减压结束后，将颈椎转回中间位置，尽可能将终板修剪到平行。随后，测量移植骨块的高度。移植骨块过度松弛会出现移位，过高则会下沉。

笔者通常会选择比在非牵引状态下测量的终板的距离高出 1 mm 的移植骨块（图 12）。

以往通常会取患者自身的髂骨作为移植骨块，近年来融合器和人造骨（羟基磷灰石）的使用也较为常见（图 12）。使用融合器和人造骨，无须取自身的髂骨，减少髂骨的取骨量，也能避免出现髂骨取骨的术后并发症。根据笔者的经验，对于 2 个椎间以下的短节段融合来说，无论选用哪种材料的移植骨块，骨愈合率都很高。

图 **12**　**移植骨块的植入**

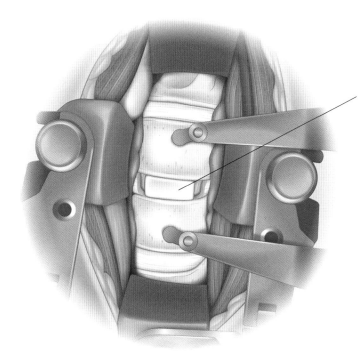

移植人造骨（羟基磷灰石）。植入后，
确保移植骨块的稳定性

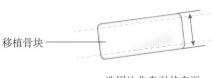

移植骨块

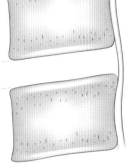

选用比非牵引状态下
高 1 mm 的移植骨块

121

◢◢ 移植骨块的植入

用软组织牵开器轻度牵拉，植入修剪到合适高度的自体髂骨或尺寸合适的移植材料，确认植入物是否吻合。根据不同情况，可能需要徒手向外牵拉颈椎。

建议 ●为了防止移植骨块下沉，一定要将植入物的前缘贴紧椎体的前壁。

植入钢板

原则上来说，笔者会选择半开放式的前方植入。削掉骨棘，使钢板更容易植入，植入后，打孔固定钢板。参照软组织牵开器的位置，尽可能将钢板植入正中的位置（图13）。此时，近处使用灵活度较高的万向螺钉，远处使用固定螺钉（图14）。

建议 ●钢板贴近上、下椎间盘的突出部位后，邻近椎间隙容易产生骨棘。此外，钢板过短，螺钉过于靠近终板，也可能会导致钢板断裂，因此选择尺寸合适的钢板非常重要。

图**13** 前方钢板的安置
使用专用的钻导引架等钻孔后，用长度适合的螺钉固定。

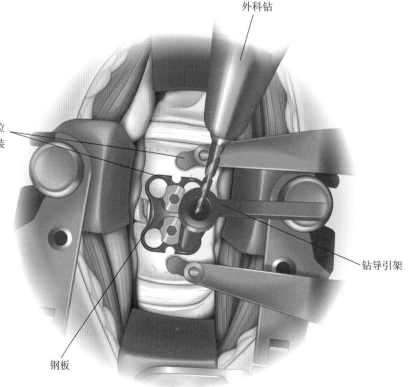

外科钻

参照软组织牵开器的位置，尽可能将钢板安装在正中

钻导引架

钢板

◀融合器的固定

　　近年来，开发出了 stand-alone 型融合器，且开始普及。此装置的融合器前方有两个螺钉固定孔，通过向上、下椎体斜着植入螺钉，来固定融合器（图 15）。此型融合器的优点在于，不需要在椎体前方留置人造装置。但是融合器一旦下沉，就会导致螺钉松动，因此安置时要谨慎小心，特别是对于骨质疏松症和多处椎间固定融合的患者来说，必须要多加注意。

图14 固定钢板

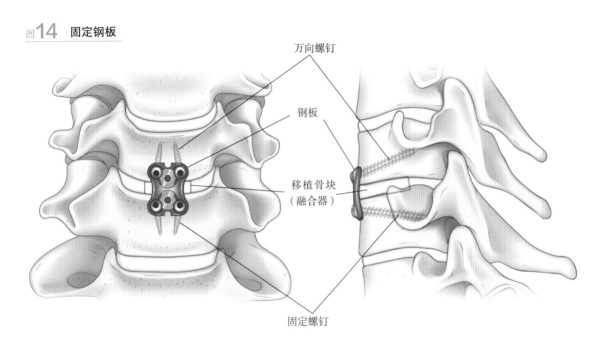

万向螺钉

钢板

移植骨块
（融合器）

固定螺钉

图15 stand-alone 型（PEEK cage）融合器的固定

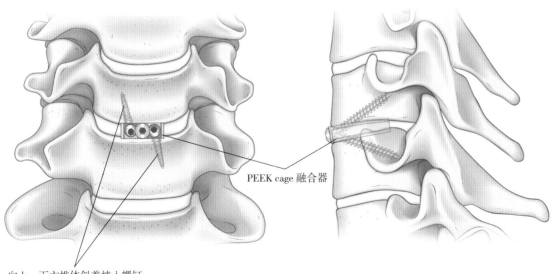

PEEK cage 融合器

向上、下方椎体斜着植入螺钉

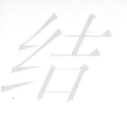

缝合

移走撑开器,确认是否损伤食管和出现出血等。笔者会尽可能缝合颈长肌,避免钢板和食管直接接触。所有患者都留置封闭式负压引流管(通常为2周)。此外,插入引流管时可能会损伤颈外动脉等部位,因此需要剥离少量创处外侧的皮下组织后,再插入引流管。缝合颈筋膜浅层、颈阔肌、皮下组织,缝合创口。出现硬膜损伤等情况时,需要严密缝合以上部位。

术后

术后拍摄X线正、侧位片。拍摄C$_6$/C$_7$侧位片时,肩膀会阻挡视线,因此需要向下牵拉双臂。

要点 建议

● 显微镜

手术为左侧入路时,显微镜容易向右侧倾斜,为了能将显微镜笔直地插入术野,需要确认周围情况。显微镜要从尾侧稍微偏向头侧,保持与终板平行的角度。在上位椎体的后缘操作时,需要更加向上倾斜,处理下位椎体的后缘时,则要稍微向下倾斜,必要时还可以切除边缘。

● 应对并发症

①上气道梗阻:虽然十分罕见,但是术后出现上气道梗阻可能会致死,一定要引起最大程度的注意。出现由上气道梗阻引发的呼吸困难时,应该立刻再次插管。对于急性血肿来说,可能会因为气管偏移而无法再次插管,这时需要切开环甲膜,或者在床边切除血肿。

②食管(下咽部)损伤:主要为术中损伤和连续性损伤。前者因分离操作时的定位失误等引起,强力粘连在颈部,因此再次手术时,也容易引发食管损伤,必须引起注意。可以使用牵开器钩住颈长肌,不直接接触食管,注意不要伤及从牵开器之间露出的食管。也会有手术时主刀医生没有注意,引起术后感染的情况。后者多由钢板松动和滑脱等原因引起。对于假关节形成的患者,如果钢板和螺钉出现明显松动,需要拔出螺钉。

③脑脊液渗漏:虽然普通的变性疾病很少见,但是伴有硬膜骨化的后纵韧带骨化症等疾病会引起脑脊液渗漏。出现硬膜损伤时,笔者会用纤维蛋白胶填补肌层、皮下组织缝合处的空隙,推迟患者下床、拆线的时间。即便发现脑脊液残留在皮下组织,大部分情况下,几周后也会自然吸收。

④植入物脱轨:通常,1~2个椎间的固定融合术出现植入物滑脱的概率极小。此外,对于移植骨块轻度下沉和移动,静养大多数也能治愈。植入部位的前方是食管,后方为脊髓,因此早期如果出现不稳的情况,需要再次安置移植骨块和植入物,或者追加后路固定融合等措施。

● 术中监测

　　笔者会在监测下进行每一台脊椎前路融合固定手术。以脑电/肌电/诱发电位测量系统为基础，同时使用经颅电刺激运动诱发电位监测来监测脊髓肿瘤、后纵韧带骨化症、后凸矫正术等高风险手术。将颈椎固定在一个姿势后（特别是伸展体位时），进行减压、植入移植骨块等操作时，需要随时监测，确认安全。

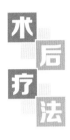
术后疗法

①笔者进行 1~2 个椎间前路固定融合术时，进行泄漏检测之后，拔管，进入 ICU 护理。

②术后当天注意是否出现急性血肿，术后几天注意是否出现颈部肿胀引起的上气道梗阻。

③创部敷透明保护膜，便于第一时间发现血肿等原因引起的颈部肿胀。

④植入钢板后，颈部的移动和姿势会发生轻微的变化，不需要过度紧张。

⑤术后，颈部肿胀的状态下开始进食，2 d 后下床康复。

⑥1 个椎间手术后佩戴软式颈围，2 个椎间手术则需要佩戴颈托 2~3 个月进行固定。

参考文献

[1]HERKOWITZ HN, GARFIN SR, EISMONT FJ, et al. Cervical radiculopathy : anterior surgical approach. Rothman-Simeone The Spine. 6th ed. Philadelphia : Saunders, 2011 : 739-761.

[2]YOSHII T, YUASA M, SOTOME S, et al. Porous/dense composite hydroxyapatite for anterior cervical discectomy and fusion. Spine（Phila Pa 1976）, 2013, 38 : 833-840.

[3]YOSHII T, HIRAI T, YAMADA T, et al. Intraoperative evaluation using mobile computed tomography in anterior cervical decompression with floating method for massive ossification of the posterior longitudinal ligament. J Orthop Surg Res, 2017, 12 : 12.

治疗骨质疏松性椎体骨折的球囊扩张椎体成形术

独立行政法人国立医院机构灾害医疗中心骨科　**松崎英刚**

适应证

①由原发性骨质疏松症引起的 1 处椎体急性压缩骨折，经保守治疗后，无法改善疼痛。

②手术禁忌证为椎体后壁骨折、无法植入器械的扁平椎、爆裂骨折。

术前模拟

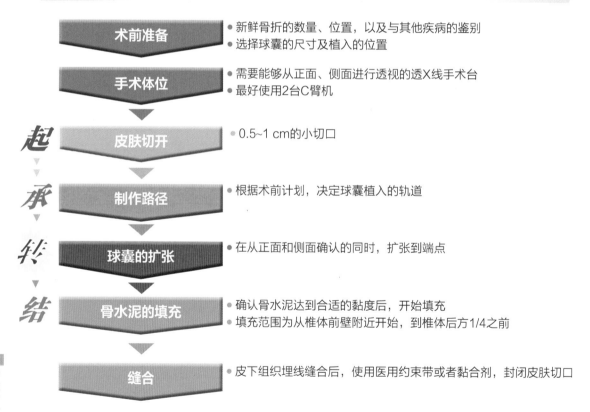

术前准备
- 新鲜骨折的数量、位置，以及与其他疾病的鉴别
- 选择球囊的尺寸及植入的位置

手术体位
- 需要能够从正面、侧面进行透视的透X线手术台
- 最好使用2台C臂机

起　皮肤切开
- 0.5~1 cm的小切口

承　制作路径
- 根据术前计划，决定球囊植入的轨道

转　球囊的扩张
- 在从正面和侧面确认的同时，扩张到端点

结　骨水泥的填充
- 确认骨水泥达到合适的黏度后，开始填充
- 填充范围为从椎体前壁附近开始，到椎体后方1/4之前

缝合
- 皮下组织埋线缝合后，使用医用约束带或者黏合剂，封闭皮肤切口

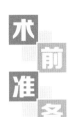
① X 线摄片：确认骨折的椎体数量、椎体骨折的位置、椎体骨折的形状。

② MRI 检查：椎体新鲜骨折的数量、位置，与其他疾病进行鉴别。如果椎体内的亮度变化已经波及椎弓根，必须检查是否存在恶性肿瘤。

③ CT 检查：确认椎体后壁的状态、椎弓根是否骨折、椎体骨折的形态后，选择植入球囊的尺寸，决定植入的位置。

建议

球囊的植入轨道

● 将球囊植入骨折椎体的中央（图1a）。

● 如果有裂缝，不要将球囊植入裂缝，贴着缝隙植入球囊（图1b）。

图**1** 球囊的植入轨道

a：没有裂缝

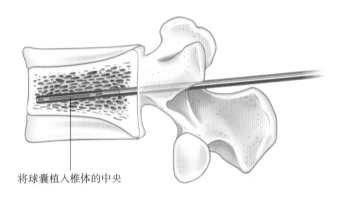

将球囊植入椎体的中央

b：有裂缝

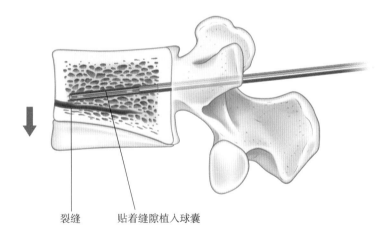

裂缝　　　贴着缝隙植入球囊

①必须使用手术中可以从正面、侧面进行透视确认的透X线手术台。使用金属腹部支撑架时，确保金属和椎体不会干扰正面透视。

②在X线下，在皮肤上给将要进行手术的椎体的椎弓根做好记号，让手术操作更加流畅。

③将2台X线透视机分别安置在将要进行手术的椎体的正面、侧面合适的位置上（图2a）。

手术体位

> **建议**
>
> 正位像的确认要点（图2b）
> ①能够确认两侧的椎弓根。
> ②椎弓根在椎体的上半部分。
> ③棘突位于两侧椎弓根的中央。
> ④椎体终板呈直线。

> **建议**
>
> 侧位像的确认要点
> ①两侧的椎弓根重合。
> ②椎体终板不是椭圆状的，而是一条直线。

图**2** **手术体位**

a：安置2台透视机

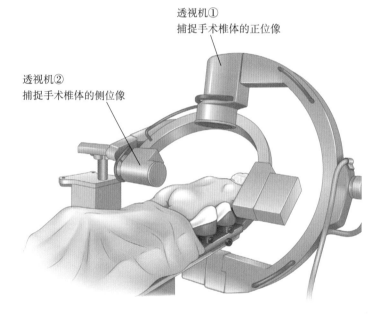

透视机①
捕捉手术椎体的正位像

透视机②
捕捉手术椎体的侧位像

b：正位像的确认要点

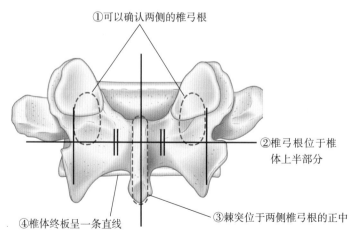

①可以确认两侧的椎弓根

②椎弓根位于椎体上半部分

③棘突位于两侧椎弓根的正中

④椎体终板呈一条直线

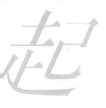

皮肤切开

皮肤切开

在术野内，使用 X 线透视机的正位像确认手术椎骨椎弓根的位置，在皮肤上做记号。按照术前计划，决定植入轨道和皮肤切口，打开 0.5~1 cm 的小切口（图 3）。

图 3 皮肤切开

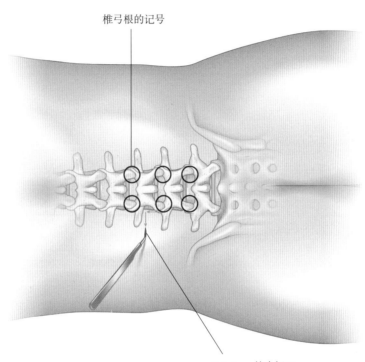

椎弓根的记号

0.5~1 cm 的小切口

制作路径

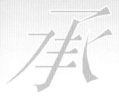

◀ 决定刺入点（图4a）

　　在正位像下，将骨活检针插入至椎弓根外侧缘，左侧从椎弓根的 10 点钟到 4 点钟方向，右侧从 2 点钟到 8 点钟方向刺入（图 4b）。

　　在侧位像下，确认骨活检针到达椎弓根后缘、刺入角度以及相对于椎弓根的位置（图 4c）。

◀ 刺入至椎弓根中央位置

　　在正位像下，骨活检针的前端到达椎弓根轮廓线的中央（图 5a）。

　　在侧位像下，将骨活检针的前端插入椎弓根的中央位置，并且确保其维持适合的角度（图 5b）。

图 **4**　决定刺入点

a：刺入骨活检针

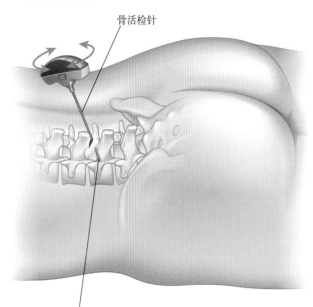

骨活检针

骨活检针前端到达椎弓根外侧缘

b：正位像

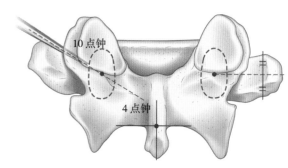

10 点钟

4 点钟

c：侧位像

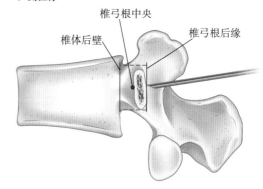

椎弓根中央

椎体后壁

椎弓根后缘

刺入至椎体后壁

回到正位像，将骨活检针刺入至椎弓根内侧轮廓线的内侧（图 6a）。

从侧位像确认骨活检针的前端到达椎体后壁前 5 mm 处。

抽掉内芯，将导针再往深处推进 1 cm（图 6 b、c）。

将导针留在原位，拔出针管。

图 **5** 刺入至椎弓根中央

a：正位像

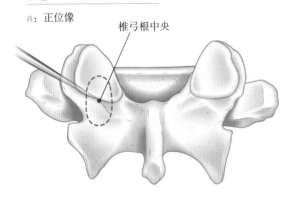

椎弓根中央

b：侧位像

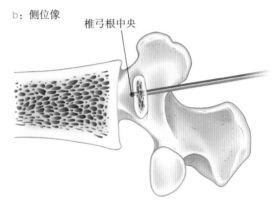

椎弓根中央

图 **6** 刺入至椎体后壁

a：正位像

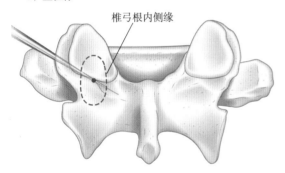

椎弓根内侧缘

b：刺入引导针

引导针

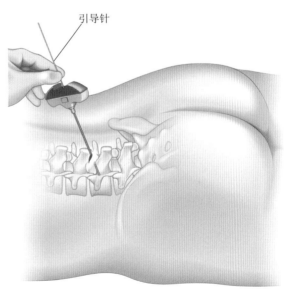

c：侧位像

骨活检针前端（椎体后壁前 5 mm 处）

引导针前端

131

◀ 植入金属棒

在侧位像下，边确认边将针筒的前端刺入椎体后壁 5 mm 的位置，通过导针植入金属棒。

仅抽掉内芯和导针。

◀ 钻孔

在侧位像上，将外科钻前端植入椎体中央。

在正位像上，确认钻头是否位于椎弓根内侧轮廓线和棘突的中点。

在侧位像上，钻孔到椎体前缘约 3 mm 处（图 7）。拔出骨钻时，需要顺时针旋转骨钻，让球囊的植入通路更加平滑。

表**1** 骨活检针前端位置的要点

骨活检针前端位置	侧位像	正位像
①椎弓根刺入位置	椎弓根外侧缘	椎弓根后缘
②椎弓根中央	椎弓根中央	椎弓根中央
③椎体后壁	椎弓根内侧缘	椎体后壁前方

图**7** 钻孔

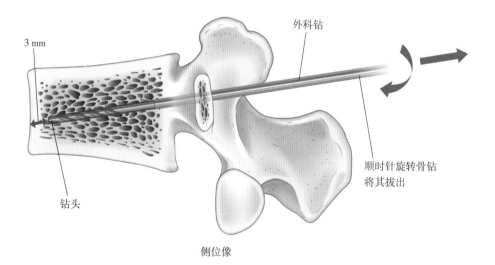

3 mm

外科钻

钻头

顺时针旋转骨钻将其拔出

侧位像

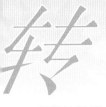

球囊的扩张

可膨胀性骨内填充球囊（IBT）的扩张

椎体内留置的两侧的插管，从制好的通路植入IBT。

在侧位像上，确认球囊内不透X线标志位于插管的前方，以及位于计划的手术位置（图8a）。

使两侧球囊逐渐扩张至压力为44 PSI，注入0.5 mL造影剂（图8b）。

在正位像和侧位像上确认球囊扩张至合适的位置。随后，交替注入0.5 mL造影剂，通过正位像和侧位像进行确认的同时，使球囊扩张至终点。

图 **8** 刺入椎弓根中央

a：插管和不透X线标志

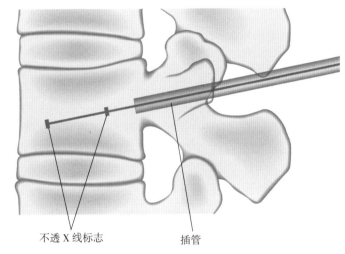

不透X线标志　　　　插管

b：球囊的扩张

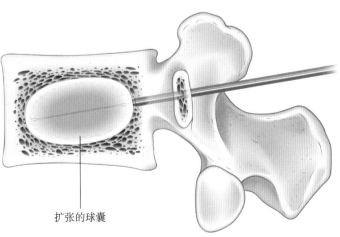

扩张的球囊

刮匙的使用

因周围较硬的松质骨导致球囊无法充分扩张时，使用 KYPHON 刮匙，削掉阻碍球囊扩张的硬化骨组织。

建议

球囊扩张的终点

①手术椎体骨折高度复位，产生空腔。
②球囊已经接近任一椎体的骨皮质。
③球囊扩张到最大容积。
④球囊达到最大扩张压力。

准备骨水泥

使用骨水泥专用的搅拌器，在骨填充装置（BFD）注入骨水泥（图 9）。

图 9　**骨水泥的准备**

a：骨水泥专用搅拌器

b：向 BFD 注入骨水泥

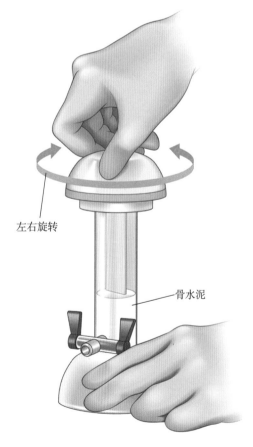

左右旋转

骨水泥

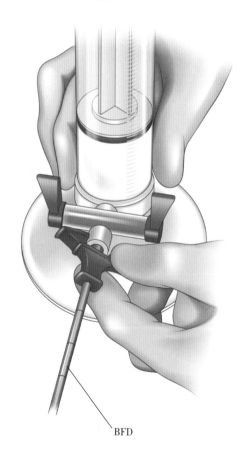

BFD

骨水泥的填充

当骨水泥达到合适的黏度时，开始填充。在连续透视的侧位像下，缓慢注入骨水泥。填充范围从椎体前壁附近开始，从椎体后方 1/4 到前方为止。骨水泥凝固后，使用用过的 BFD 夯实骨水泥，确认凝固后，拔出 BFD 并插管。

> **建议**
>
> 骨水泥合适的黏度（图10）
> ①骨水泥呈黏糊状，从管口不滴落。
> ②骨水泥不粘手套。

> **建议**
>
> 骨水泥的操作时间的标准（表2）
> ● 笔者会将手术室的温度设定为22℃，开始混合骨水泥后8~10 min，确认已经达到合适的黏度后，进行填充（标准室温为23±1℃）。

图 **10**　骨水泥合适的黏度

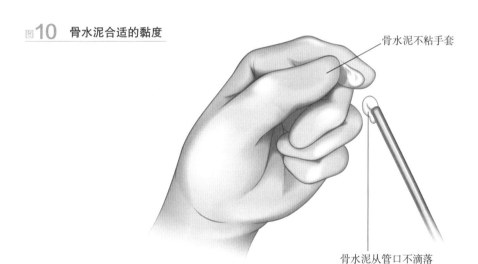

骨水泥不粘手套

骨水泥从管口不滴落

表 **2**　骨水泥操作时间的标准

操作时间	操作内容	距混合开始的时间（min）
混合时间	将粉末聚合物和液体单体混合的时间	0~2
准备填充时间	向 BFD 注入骨水泥的时间	2~8
填充时间	在椎体内填充骨水泥的时间	8~16
硬化时间	将骨水泥填充至椎体内后，应该维持患者体位的时间	16~20

缝合

皮下组织埋线缝合后，使用医用约束带或黏合剂，封闭皮肤切口。

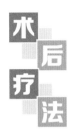

①佩戴术前制作的硬腰部支具，术后 1 d 可以下床走动。
②笔者会让患者术后佩戴 3 个月的硬腰部支具。

※ 本章资料由 Medtronic 公司提供。

参考文献

[1]戸川大輔. 原発性骨粗鬆症性圧迫骨折に対するBalloon Kypho-
   plasty. 日本臨床試験成績[J]. J Spine Res, 2011, 2：1485-1493.
[2]鳥畠康光, 岡本春平. 骨粗鬆症性椎体骨折に対するBalloon

Kyphoplastyのコツとpitfall—椎体内クレフトを伴う骨粗鬆症性
椎体骨折に対するBalloon Kyphoplasty（BKP）—J]. 整外最小侵襲
術誌, 2014, 73：37-41.

治疗骨质疏松性椎体压缩骨折的椎体成形术联合后路融合固定术

富山大学医学部骨科学　川口善治

适应证

①伴有椎体后壁破损的骨质疏松性椎体压缩骨折。

②伴有腰背部剧烈疼痛或伴有神经症状的骨质疏松性椎体压缩骨折。

③出现2处以上的骨质疏松性椎体压缩骨折。

※ 其他不能使用球囊扩张椎体成形术（BKP）治疗的病例。

术前模拟

术前准备	• 掌握骨质疏松性椎体压缩骨折的情况 • 通过X线检查（坐位和仰卧位），评估椎体的不稳定性 • 通过CT检查，评估椎体内和椎体后壁的椎管突出程度 • 通过MRI检查，评估椎体内是否有裂缝
手术体位	• 俯卧位 • 将骨折的椎体复位
皮肤切开	• 尽量保持最小切口
椎旁肌的分离	• 分离范围与固定范围接近
椎板的分离	• 使软组织脱离椎板，显露骨组织
椎弓的分离	• 分离椎弓，只显露骨组织
胸腰椎后方的分离	• 可能需要实施经皮螺钉植入术
椎弓根螺钉植入	• 安置脊椎内固定器骨锚，使用X线确认
骨锚植入	• 根据需要使用椎板下编织线和椎体钩

起

承

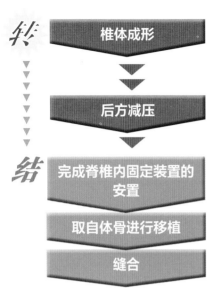

椎体成形
- 椎体骨质新鲜化处理后，植入羟基磷灰石垫片（HA）
- 将羟基磷灰石垫片（HA）尽量植入椎体内部，不要往外滑脱（尤其不能滑脱至后壁破损的椎管内）

后方减压
- 切除椎弓后进行减压操作

完成脊椎内固定装置的安置
- 确认脊椎内固定器的稳定性

取自体骨进行移植
- 椎弓板皮质剥离后，进行植骨操作

缝合
- 留置持续引流管

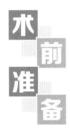

①因为多为高龄患者，所以需要检查全身是否存在影响手术的合并症，若有则制订对策。

②如果患者正在服用抗血小板药物，告知其停药，根据需要换为肝素（可注射抗凝剂）。

③骨质疏松性椎体骨折患者如果全身都出现骨质疏松症，需要检测全身的骨量。

④使用影像学检查（X线、MRI、CT检查），诊断椎体内假关节的形态。

⑤做全脊柱的X线扫描，诊断脊柱线是否存在异常。

⑥可能的话，使用动态X线机（腰椎的屈曲、伸展），诊断椎体是否不稳。有时在仰卧位下，仅凭X线侧位像也能明确诊断椎体不稳的状况。

⑦必须使用CT确认骨折椎体的上、下椎体的粘连情况。患有弥漫性特发性骨质增生症（diffuse idiopathic skeletal hyperostosis，DISH）的患者与普通患者相比，必须进行更加强力的固定。自然也会影响骨锚的位置和数量。

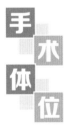

胸腰椎连接处的骨折较多见，因此，下面介绍"下位胸椎到上位腰椎发生的骨折"。

①使用手术用腹部支撑架减小俯卧位产生的腹压。笔者会用脊柱体位安置系统（村中医疗器械）（图1）。

②全部脊柱呈伸展位，在可行的范围内将已经骨折的椎体复位（勿强行复位）。

③事先做好X线透视准备工作，便于术中植入椎弓根螺钉以及向发生骨折的椎体内填充羟基磷灰石（HA）颗粒（图2），或植入磷酸钙骨水泥（CPC）。

④用海绵保护面部，术中需要移开面部，为受压部位进行减压操作，因此在确定面部位置时，需要保证术中减压时不会影响体位。注意不要使眼球受压。

图 1　使用脊柱体位安置系统的手术体位

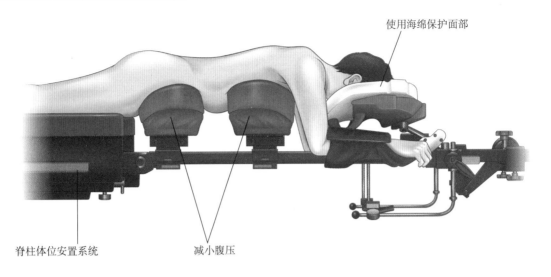

使用海绵保护面部

脊柱体位安置系统　　　　　　减小腹压

图 2　填充椎体的羟基磷灰石（HA）颗粒

羟基磷灰石含有互通的孔隙，骨组织会进入空隙。
a：羟基磷灰石块
b：封闭植入孔的羟基磷灰石塞

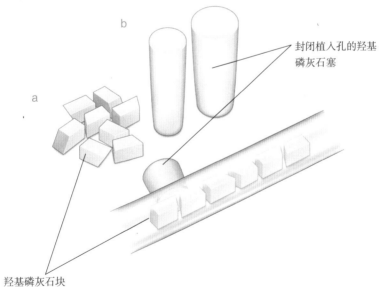

封闭植入孔的羟基
磷灰石塞

羟基磷灰石块

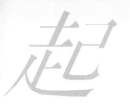

皮肤切开

术前通过 CT 扫描确定骨锚位置后，在此部位开一个足够操作的切口。

建议

- 弥漫性特发性骨肥厚症患者的椎体会粘连在上、下椎体上，手术过程中如果必须治疗椎体骨折，需要植入3 above+3 below以上的骨锚。

椎旁肌的分离

分离范围与固定范围接近。使用锐匙将椎旁肌从棘突剥离，并将其分离（图 3）。

建议

- 从棘突的骨组织边缘剥离椎旁肌时，使用锐匙刮开肌肉的附着部位，然后再用手术电刀将绷紧的肌肉从附着部位剥离。注意绝对不可使手术电刀切入椎旁肌内，手术电刀进入椎旁肌会导致肌肉损伤，引起出血。

椎板的分离

尽可能使软组织脱离椎板，显露骨组织。

建议

- 椎板出血，可用骨蜡止血。

图 **3** 椎旁肌的分离

使用锐匙刮开肌肉的附着部位,随后用手术电刀将绷紧的肌肉慢慢地从其附着的骨组织剥离。因为软组织出血较多,所以要尽可能不让软组织附着在骨骼上。对于严重变形的脊椎,软组织可能会较难剥离。骨组织出血可使用骨蜡止血。

a:使用锐匙刮开肌肉附着的部位

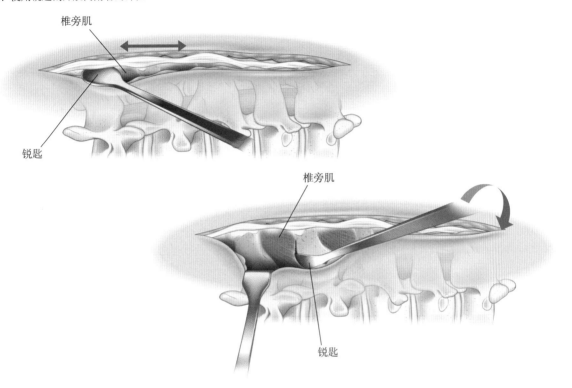

b:使用手术电刀将紧绷的肌肉从其附着部位剥离

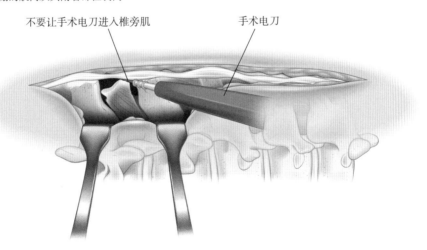

治疗骨质疏松性椎体压缩骨折的椎体成形术联合后路融合固定术

胸腰椎后方的分离

胸椎肋骨突起和腰椎横突的分离

为了能够安全地植入椎弓根螺钉，需要牢记解剖学上的胸椎肋骨突起和腰椎横突的位置，然后将到外侧为止的部位完全分离（图4）。

建议

- 分离胸椎肋骨突起和腰椎横突时，可能会损伤神经后支伴行的血管，导致出血。出血时，立即使用手术电刀、双极电凝、可吸收性胶原蛋白局部止血材料以及灭菌单止血。

图4 骨填充剂和植入椎弓根螺钉的位置

当 T_{12} 发生压缩骨折时，●即为植入骨填充剂的位置。○为植入椎弓根螺钉的位置。笔者通常最少使用 2 above+1 below 椎弓根螺钉来固定骨锚。如果椎骨发生粘连，需要用 3 above+3 below 的骨锚。

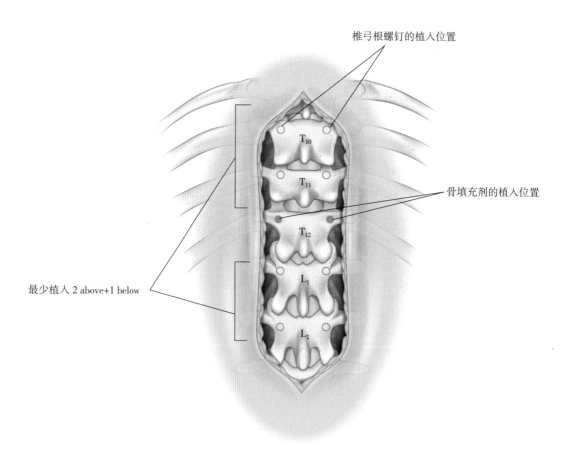

椎弓根螺钉的植入位置

骨填充剂的植入位置

最少植入 2 above+1 below

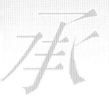

椎弓根螺钉植入

　　术前仔细观察需要植入椎弓根螺钉的椎体，决定将要使用的螺钉的长度和粗细。另外，需要确认椎体是否有硬化部位或囊性病变。正式植入椎弓根螺钉前，首先要确认植入位置，用外科钻削开骨皮质（图 5a）。随后使用探针在椎体内制作骨孔，通过探测器确认是否脱离骨组织（图 5b）。如果没有脱离，即可开始钻孔，再次确认长度后，植入椎弓根螺钉（图 5c）。

图 5　植入椎弓根螺钉

a：削开骨皮质

外科钻

b：制作骨孔

椎弓根探测器

确认是否脱离骨组织

c：植入螺钉

椎弓根螺钉

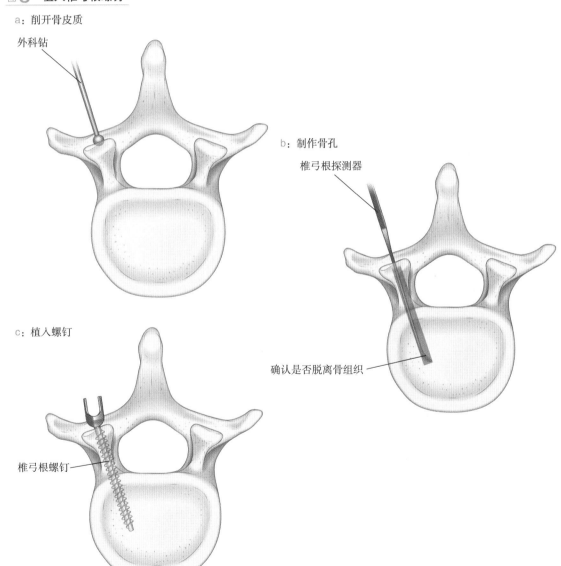

骨锚植入

　　对于骨质疏松的患者，可以利用椎板下编织线（图6）和椎体钩等增加骨锚的数量。切记，使用骨锚固定的椎间数为脊椎内固定器的固定力能达到的最小值。不过对于骨质疏松性椎体压缩骨折患者来说，通常会需要较多的骨锚。

建议

- 通过切除椎弓来进行后方减压操作时，为了防止植入椎弓根螺钉时损伤神经，需要在切除椎板前植入椎弓根螺钉。此外，如果骨折的椎体非常不稳，可以通过植入金属棒来确保减压时的稳定性。植入椎弓根螺钉时，一定要谨记骨质疏松这一情况。

使用椎板下编织线来防止螺钉逆转，对于因为骨质疏松导致无法使用螺钉固定骨锚的情况，也可以使用此措施来达到固定效果。

a：穿过椎板下编织线

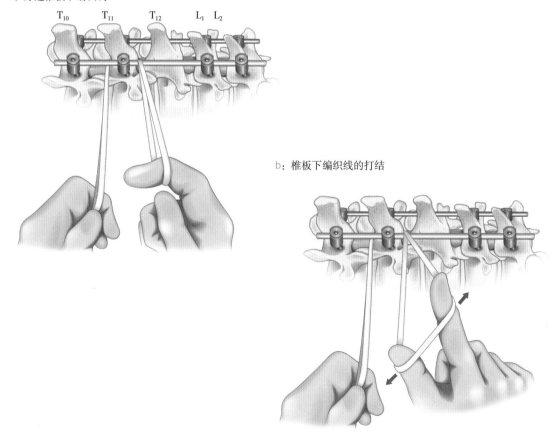

b：椎板下编织线的打结

图6

c：绑一个圆圈，然后穿过编织线

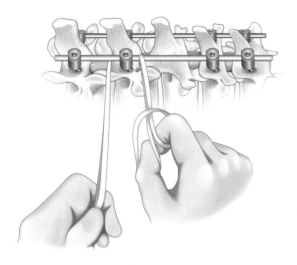

d：绑一个圆圈

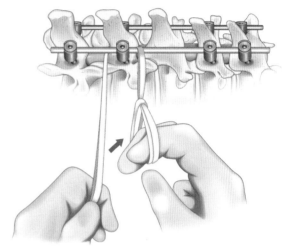

e：从圆圈穿过编织线

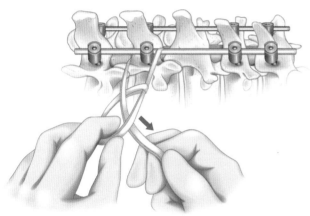

f：打结

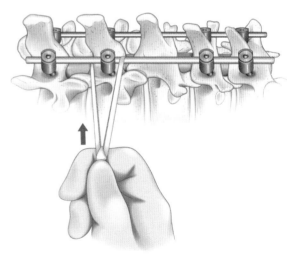

图 **6** 使用椎板下编织线防止螺钉逆转

g：使用专用器械打结

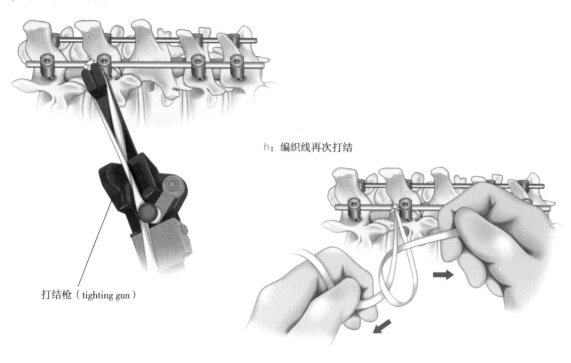

h：编织线再次打结

打结枪（tighting gun）

i：将编织线牵引至硬膜外

符合椎板内缘形状的弯曲金属线

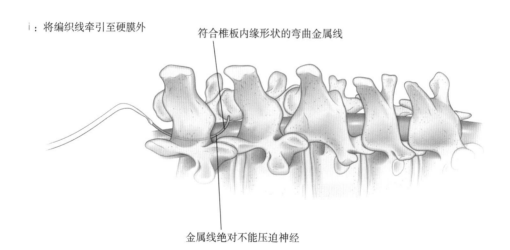

金属线绝对不能压迫神经

注意事项

● 对于骨质疏松性椎体压缩骨折来说，植入螺钉的椎体骨质通常也比较脆弱，因此操作时要避免损伤骨皮质。此时，使用探测仪稍微损坏一些松质骨倾入骨组织内较好。编织线穿过椎板下之前，需要切除椎弓间一部分骨组织和黄韧带，显露硬膜外腔。随后，使用贴合椎板内缘形状的弯曲金属线，穿过椎弓的内侧，将编织线牵引至硬膜外。进行这项操作时，金属线绝对不能压迫神经（图6i）。

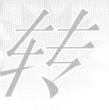

椎体成形

经椎弓根向骨折椎体内插入髓核钳，刮除内部的软组织，用填充剂填充内部空隙。完全去除椎体内的软组织后，在椎体内填充羟基磷灰石（HA）颗粒或植入磷酸钙骨水泥（CPC）（图7）。

建议

- 完全去除椎体内的瘢痕组织。此操作的目的是促进填充剂（HA颗粒或CPC）与周围骨组织的骨诱导。去除左、右两侧椎体内的瘢痕根织可以贯通左、右两侧。随后用生理盐水冲掉残留的软组织（图8）。

图7　使用人造骨填充剂填充骨折椎体

经椎弓根填充人造骨填充剂。椎体内填满 HA 颗粒或 CPC。

a：刮除软组织

用髓核钳刮除软组织

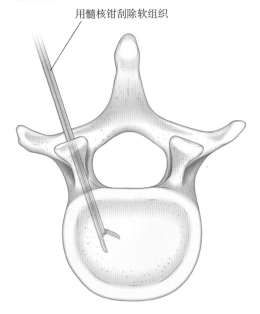

b：填充人造骨填充剂

经椎弓根填充

将椎体内填满人造骨填充剂

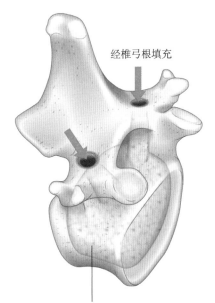

● 在X线透视下，将HA颗粒或CPC填满椎体内，绝对不可漏入椎管内，因此需要在X线透视下进行此项操作。此外，还要注意尽量不要漏入椎体前方及上、下椎间盘内。从前方开始铺满HA颗粒。为了能够快速固定，需要在没有凝固时注入CPC。

后方减压

　　骨折的椎体后缘向椎管内突出压迫神经时，需要切除椎板或椎体后缘，进行后方减压。

图 **8**　填充 HA 颗粒或 CPC 前骨折椎体的椎体内操作

充分去除瘢痕组织。随后使用生理盐水冲掉瘢痕组织。

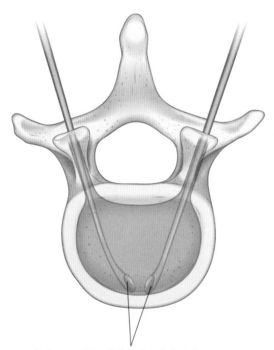

从左、右两侧去除椎体内所有的瘢痕组织

完成脊椎内固定装置的安置

在事先安置的椎弓根螺钉和椎体钩内植入金属棒，进行固定。完成脊椎内固定装置的安置（图9）。随后用椎板下编织线绑紧金属棒，让其更加稳固。

取自体骨进行移植

椎板表面去除骨皮质后，进行移植骨块的操作。如果未来要取出脊椎内固定装置，就不要移植骨块。

缝合

使用生理盐水充分冲洗术区，留置持续引流装置防止出现血肿，最后闭合创处。

建议

- 在椎体内填充HA颗粒或CPC可以在一定程度上使椎体复位。因此，将金属棒稍微向后固定即可，不需要其发挥更大的复位作用。如果椎板下编织线绑得太紧，会陷入椎弓或切断椎弓，因此一定不能绑得太紧。如果局部位置能够提供充足的骨量，可以用其进行移植，但是如果无法提供，还可以从后方的髂骨取骨，进行移植。

图9 脊椎内固定系统完成设置后

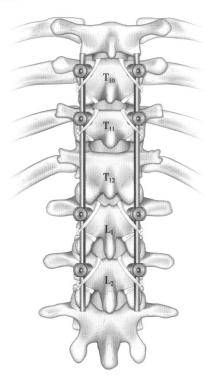
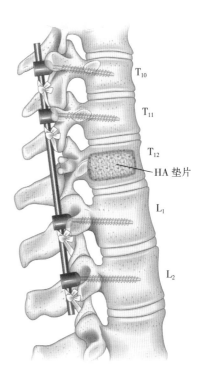

①确保椎弓根螺钉和骨锚稳定性的操作。

　　骨质疏松会导致椎弓根螺钉不稳，因此在植入椎弓根螺钉前，可以在椎体内填充 HA 颗粒，增强稳定性。另外，还可根据需要使用椎体钩和椎板下编织线增强骨锚的稳定性。

②应对合并症。

　　高龄患者较多，除了需要应对心脏和肾脏功能的合并症以外，还需要护理人员注意患者是否出现谵妄等精神问题。另外，为了术后能够静养，也可能不得不限制患者卧床（限制卧床时，需要征得患者和家属的同意）。

③术后疗法。

　　虽然最好尽快下床走动，但是何时开始下床走动，术后是否需要外部固定（支具等），需要根据患者的全身状态及骨质等因素灵活操作。

④针对骨质疏松症的用药。

　　因为患者全身都患有骨质疏松症，所以会给所有患者实施抗骨质疏松症药物治疗。

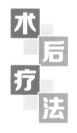

①通常术后第 2 天拔除引流管，开始复建。
②虽然通常术后早期就会进行站立、步行训练，但是需要根据患者椎体的损坏程度和骨质疏松症的严重程度进行，早期的站立训练可能会导致椎体再次骨折，因此需要根据患者的情况灵活应对。
③通常需要外部固定，可以根据患者情况，佩戴 2~3 个月的硬腰部支具。
④基本上所有患者都要进行抗骨质疏松症药物治疗。

参考文献

[1]中野正人, 川口善治, 安田剛敏, ほか. 骨粗鬆症性椎体圧潰・偽関節の病態と手術戦略[J]. J Spine Res，2014，5：981-986.

[2]安田剛敏, 川口善治. 椎体形成を併用した後方除圧固定術-術後3年以上の経過観察例の成績と問題点-[J]. Bone Jt Nerve，2015，5：311-316.

[3]NAKANO M, HIRANO N, MATSUURA K, et al. Percutaneous transpedicular vertebroplasty with calcium phosphate cement in the treatment of osteoporotic vertebral compression and burst fractures[J]. J Neurosurg，2002，97(3 Suppl)：287-293.

[4]川口善治, 安田剛敏, 関庄二, ほか. 椎体圧迫骨折に対する椎体形成術vertebroplasty[J]. カレントテラピー，2014，32：1021-1026.

[5]KAWAGUCHI Y, KANAMORI M, ISHIHARA H, et al. Postoperative delirium in spine surgery[J]. Spine J，2006，6：164-169.

[6]SEKI S, HIRANO N, KAWAGUCHI Y, et al. Teriparatide versus low-dose bisphosphonates before and after surgery for adult spinal deformity in female Japanese patients with osteoporosis[J]. Eur Spine J，2017，26：2121-2127.

[7]安田剛敏, 中野正人, 川口善治, ほか. 骨粗鬆性椎体偽関節による遅発性神経麻痺の病態と後方インストゥルメント併用の椎体形成術の手術的治療[J]. 別冊整形外，2011，60：118-122.

[8]体内固定用ケーブル ネスプロン®ケーブルシステム アルフレッサファーマ株式会社 締結方法.

治疗胸腰椎移行部外伤的后路融合固定术

高知医疗中心骨科　**时冈孝光**

适应证

①胸腰椎移行部外伤骨折 AO 分型 Type A3、A4，Type B2、B3，Type C。

②多发外伤患者的胸腰椎损伤的损伤控制。

③弥漫性特发性骨质增生症（DISH）的迟发性脊髓损伤。

典型病例：20 多岁，女性。从高处坠落，L_1 椎体爆裂骨折。骨折 AO 分型 Type A3，无脊髓损伤症状（图 1）。

术前模拟

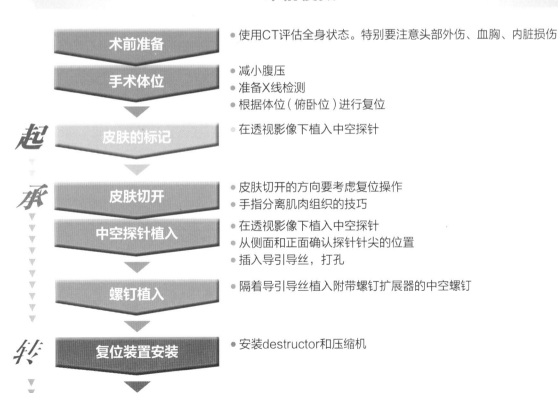

术前准备	● 使用CT评估全身状态。特别要注意头部外伤、血胸、内脏损伤
手术体位	● 减小腹压 ● 准备X线检测 ● 根据体位（俯卧位）进行复位
皮肤的标记	● 在透视影像下植入中空探针
皮肤切开	● 皮肤切开的方向要考虑复位操作 ● 手指分离肌肉组织的技巧
中空探针植入	● 在透视影像下植入中空探针 ● 从侧面和正面确认探针针尖的位置 ● 插入导引导丝，打孔
螺钉植入	● 隔着导引导丝植入附带螺钉扩展器的中空螺钉
复位装置安装	● 安装destructor和压缩机

起

承

转

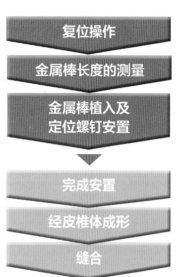

复位操作	• 使用韧带整复术复位
金属棒长度的测量	• 需要在实际测得的长度上再增加20 mm
金属棒植入及 定位螺钉安置	• 根据目标脊椎准线经皮植入折弯的金属棒
完成安置	• 完成脊椎内固定装置的安置
经皮椎体成形	• 使用HA块椎体成形
缝合	

①年轻人的胸腰椎移行部损伤属于高能量创伤，需要使用CT造影检查是否有血气胸、头部外伤及内脏损伤等。

②多发外伤需要根据治疗的优先顺序与各科室合作，与麻醉科商议。

③使用CT测量横突、关节突关节的形状，椎体旋转程度，以此决定螺钉的长度、粗细、植入点以及金属棒的形状和植入方向。决定皮肤切口的位置，测量距正中的距离（通常为3.0~3.5 cm）。

④对于脊椎内固定系统来说，根据不同的型号，可能会需要螺钉和金属棒垂直固定，因此要在预测复位后的脊椎准线后，再决定螺钉的植入方向。

①手术台上使用可穿透X线的物品，如可穿透X线的支撑架（图2a）或胸部衬垫，患者呈俯卧位。避免膝胸位。虽然可以使用腹部支撑架，但是碳性的位置会变高，影响C臂机的旋转操作，术野接近C臂机的球管，可能会无法插入设备，因此术前必须确认状况。

②患者在支撑架上呈俯卧位，从背侧压迫骨折部位，随后实施矫正操作。另外，透视机要能从前后、侧面完全看清楚椎弓根（图2a）。前后位像必须看到棘突位于两侧椎弓根的正中，侧位像必须看到椎体终板呈直线状。

图 1 第 1 腰椎爆裂骨折

a：CT 检查

b：3D-CT 检查

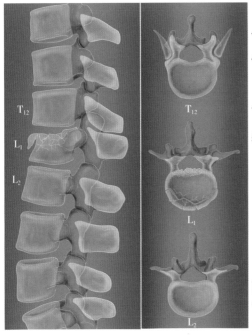

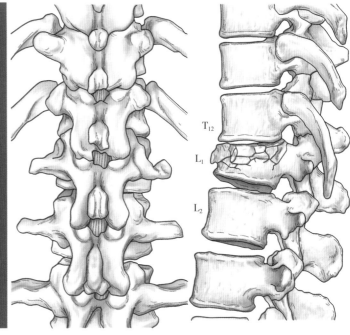

治疗胸腰椎移行部外伤的后路融合固定术

建议 根据体位矫正

● 在全身麻醉后的俯卧位下，由于爆裂骨折损伤后壁导致的椎管碎骨片占位稍微缓解，在CT摄影下，可以看到约20％的占位得到改善，后续矫正就需要用到复位器械。

建议 术中透视操作的重要性

● 如果没有导航仪，C臂机透视仪就尤为重要了。在正位像下，要能看到椎弓根的圆形阴影和横突的位置。棘突位于皮下，因此透视影像和触诊位置一致，正位像就能正确显示其位置。但是，如果有脊柱侧弯或者手术台倾斜，即便C臂机位置正确，影像里椎弓根的阴影也不会左右对称。这时需要旋转C臂机，以得到正确的正位像。

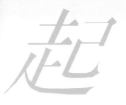

皮肤的标记

皮肤的标记　　　　调节 C 臂机轴的角度，使 X 线透视正位像与各椎体呈垂直角度，用油性记号笔在皮肤上标记椎体、椎弓根、横突等位置（图 2b）。

图2　术前的 CT 影像

a：在透 X 线手术台和支撑架上呈俯卧位。确认 C 臂机是否可以旋转。

b：为了能够经皮植入椎弓根螺钉（PPS），需要在正位透视像下，标记并设置椎体和椎弓根的位置。

a

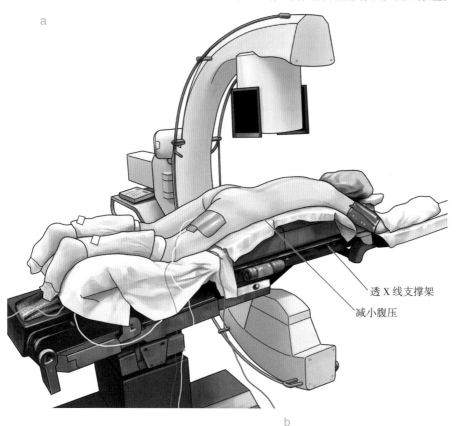

透 X 线支撑架

减小腹压

b

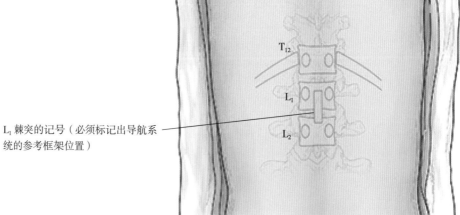

T_{12}

L_1

L_2

L_1 棘突的记号（必须标记出导航系统的参考框架位置）

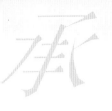

皮肤切开

**皮肤切开~
螺钉植入**

在距离椎弓根标记外侧约 1 cm 处切开皮肤，使用 0.5% 利多卡因（含稀释 20 万倍的肾上腺素）进行局部麻醉，随后将各椎弓根突出部位纵向切开 1.5~2 cm，纵向切开筋膜（图 3a）。通常横向切开会更容易通过斜向穿刺植入螺钉，但是如果要通过伸展力复位骨折椎体，需要考虑到伸展的距离，因此要纵向切开皮肤。切开筋膜后，沿着纤维方向，用手指撕开背阔肌、竖脊肌、横突棘肌等肌肉组织，分离至横突的位置。斜方肌从第 12 胸椎棘突开始，撕开一部分（图 3b）。

如果需要使用导航系统，还要从正中将皮肤纵向切开约 3 cm，在棘突上安置参考框架。术中使用 CT 摄影，移动导航系统的操作台，观看导航画面的同时，确认能够植入椎弓根螺钉，制作轨道的部位，随后在皮肤上做好标记。

图 **3** 背部（下位胸椎）肌肉的解剖和手指分离肌肉组织的技巧

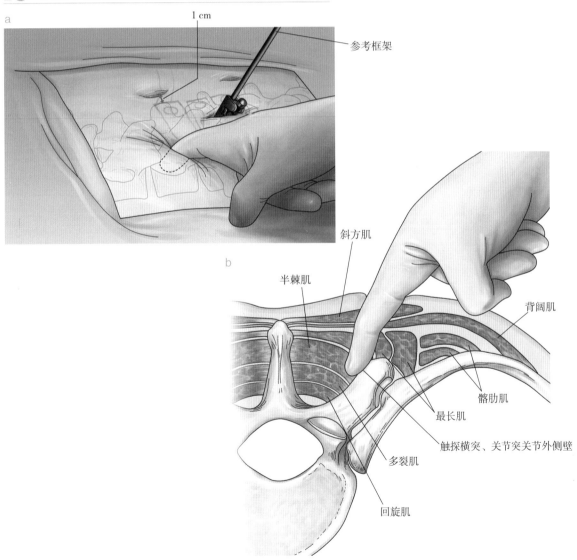

1 cm

参考框架

斜方肌

半棘肌

背阔肌

髂肋肌

最长肌

触探横突、关节突关节外侧壁

多裂肌

回旋肌

治疗胸腰椎移行部外伤的后路融合固定术

155

- 通常经皮穿刺植入的椎弓根螺钉（percutaneous pedicle screw，PPS）的固定，需要横向切开皮肤，纵向切开筋膜，随后用手指撕裂肌肉。要进行复位操作时，需要向头、尾两侧延伸几厘米，因此纵向切开皮肤可以防止皮肤出现问题。另外，经皮植入金属棒时，需要在距离植入螺钉切口2 cm左右的头侧再纵切开一个小切口。
- 用一根手指撕开肌肉组织的技巧是脊椎微创外科手术的基本技巧。指尖感觉起到了导航的作用。

◀ 椎弓根螺钉的植入点

- 胸椎

　　在开门手术中用刮刀切除胸椎的棘突，如果探针能够刺入椎弓根的松质骨内，则可以轻易到达椎体。但是，经皮手术中，横突会从背侧突出，植入点不稳容易导致探针滑移。由于周围分布有肺和大血管等重要脏器，因此向外侧偏离非常危险。因此，可以使用沟槽进钉点技术（groove-entry technique），首先将探针的针尖刺入横突头侧，将横突基底部头侧、颈肋、椎弓根外侧形成的沟槽作为植入点，向尾侧穿过椎弓根（图 4a）。

图 **4**

a：从腰椎横突基底部经皮植入会导致滑移。所以要从横突的头侧植入（箭头），沿着虚线，向椎弓根、椎体内前进。

a：胸椎

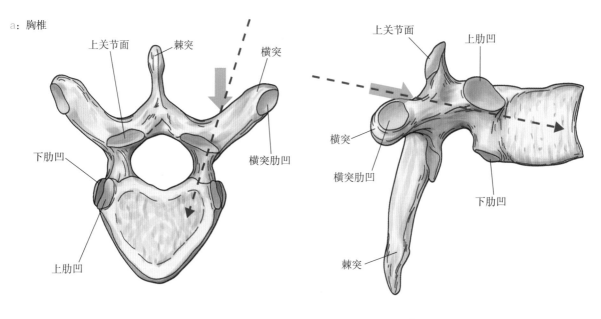

- 腰椎

　　位于横突基底部的关节突关节和横突的交点（图4b）。

- 导航

　　使用导航系统，获得上述植入点的立体位置信息，探测肺、肾、肝、主动脉等相邻脏器的位置。特别是获得胸椎横突的形状及椎弓根的位置，可以有效防止偏移（图5）。

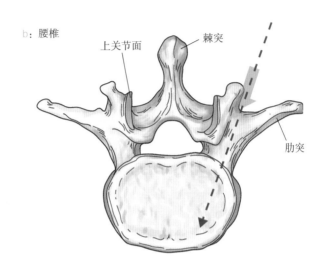

图4　植入点的解剖

b：从腰椎棘突基底部中央和关节突关节的交点植入（箭头）。

b：腰椎

上关节面　　棘突

肋突

图5

a~c：T_{12}（右）

a：斜位矢状面图。将导航系统安置于T_{12}横突基底部的头侧位置。

b：T_{12}冠状面图。探针针尖位于横突基底部的头侧。

c：T_{12}右椎弓根横断面图。绿线指示探针的方向。

a

b

c

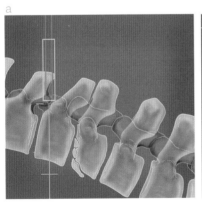
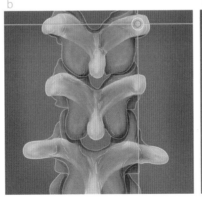
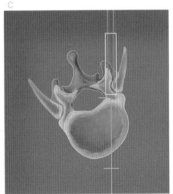

图 **5** 术中导航系统画面上的植入点各条轨迹的讲解

d~f：L_1（右）

d：斜位矢状面图。L_1 右横突基底部中央。

e：L_1 冠状面图。探针进入椎弓根内。

f：横断面图。右 L_1 椎弓根中央穿刺。

d

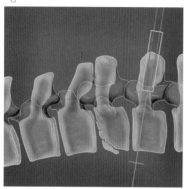

e

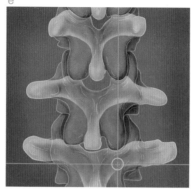

f

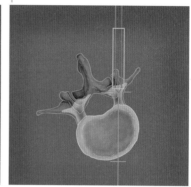

中空探针植入

　　从皮肤切口伸入一根手指，用手指将纵向切开的筋膜与肌肉内层分开，触探横突、关节突关节外侧壁（图 3）。沿着手指刺入 Jamshidi™ 骨髓穿刺活检针、PAK 针或中空探针（J 探针）刺入后立即通过透视前后位像确认针尖是否到达椎弓根的侧方边缘。

　　透视前后位像上，用手术锤将针尖钉入椎弓根的圆形阴影的中央，旋转 C 臂机，在侧位像下，如果已经穿过椎体后壁，则将其正确刺入椎弓根（图 6a、b）。

　　继续向椎体内刺入探针（图 6c）。拔掉内筒，向椎体内刺入导引导丝。沿着导引导丝钻孔（图 7）。

注意事项

- 使用透视前后位像确认时，发现针尖穿过椎弓根内壁，但是在透视侧位像上针尖却没有穿过椎弓根时，很有可能穿破进入了椎管内。

- 过深插入导引导丝比较危险，因此必须令助手握紧手术钳，通过透视图像确认前端的位置。注意绝对不能刺入椎体前方。

- 前端负荷过重，可能会损伤导引导丝。另外，强行刺入不同的方向，会压弯导引导丝，使其偏离至椎体外部。

图 6　在透视下植入中空探针

a：在透视前后位像下，用手术锤将中空探针钉入椎弓根圆形阴影中央。
b：旋转 C 臂机，在侧位像下如果已经穿过椎体后壁，则将其正确刺入椎体内。
c：将探针刺入椎体中央。

针尖到达圆形　　中空探针　　　　　　　针尖穿过椎体后壁　　　　　　　针尖到达椎体中央
阴影中央

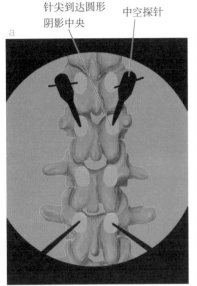
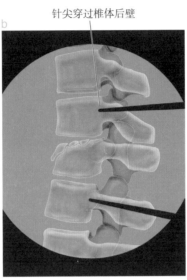
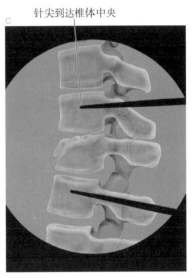

治疗胸腰椎移行部外伤的后路融合固定术

扩张

　　为了能够植入螺钉，必须扩张植入通路，避开筋膜和肌肉组织。打孔时，要防止卷入软组织（图 7）。

打孔

　　通过导引导丝植入与螺钉直径相同的中空螺丝攻，在椎弓根制作导向孔。除了在术前测量出螺钉的长度以外，还需要根据软组织和骨组织的情况，准备更长的螺钉。参照螺丝攻的刻度，决定螺钉的最终长度。

　　为了实施复位操作，尽可能选择较长的螺钉。另外，没抽出导引导丝时，必须让助手夹紧导引导丝的尾部。

图 **7** 刺入导引导丝，打孔，植入螺钉

抽出中空导线的内筒，将导引导丝刺入椎体内。沿着导引导丝植入扩张器，进行打孔操作。

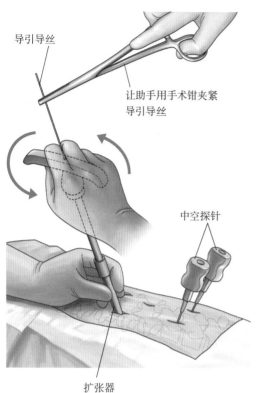

导引导丝

让助手用手术钳夹紧
导引导丝

中空探针

扩张器

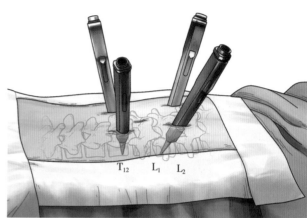

螺钉植入

　　使用增速器和驱动装置通过手柄将带有延伸器的中空螺钉，隔着导引导丝植入椎弓根内。植入过深会降低螺钉头的灵活度，不利于植入金属棒。

　　植入所有的螺钉后，确认螺钉头是否松动。

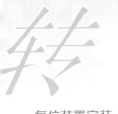

复位装置安装（图8）

在骨折椎体邻近的椎体内植入螺钉后，给螺钉延伸器安装连续减速器。

安装destructor和压缩机

钳子要尽量贴近皮肤安装螺钉延伸器。在钳子上安装 destructor 和压缩机。

复位操作

如果要保留后壁

正常保留椎体后壁，只使用连续减速器就可以完成复位。顺时针旋转连续减速器的手柄，增加压缩力，使用手术桩子将关节突关节向椎体前方打开，使用韧带整复术将骨折复位，同时矫正侧弯（图 9a）。

图 8　复位装置安装

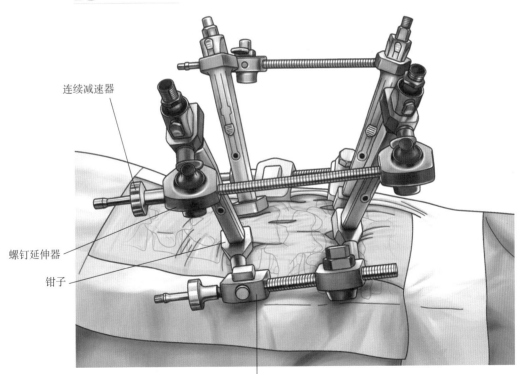

连续减速器

螺钉延伸器

钳子

destructor/ 压缩机

◆ 如果伴有后壁损伤

如果伴有后壁损伤，复位前安装 destructor 和压缩机以恢复椎体的高度，有利于防止碎骨片进入椎管。

顺时针旋转连续减速器的手柄，增加压缩力，通过拉近两个螺钉延伸器的距离来矫正侧弯。随后，使用 destructor 和压缩机复位延伸的椎体，并使用透视影像确认（图 9b，图 12）。

矫正侧弯时装置会感受到强烈的阻力，可以松动 destructor 和压缩机，缓解整个装置受到的张力。

建议

- 使用复位装置前，试着只用螺钉的压缩力来矫正侧弯。虽然侧弯比较容易矫正，但是对于椎体压缩骨折来说，不用复位装置的destructor延长椎体，无法完成复位。预先植入金属棒也可能会起到复位作用，但是受限于螺钉头和金属棒的角度，可能会无法移动。

图 9　爆裂骨折的复位方法

a：如果没有损伤后壁

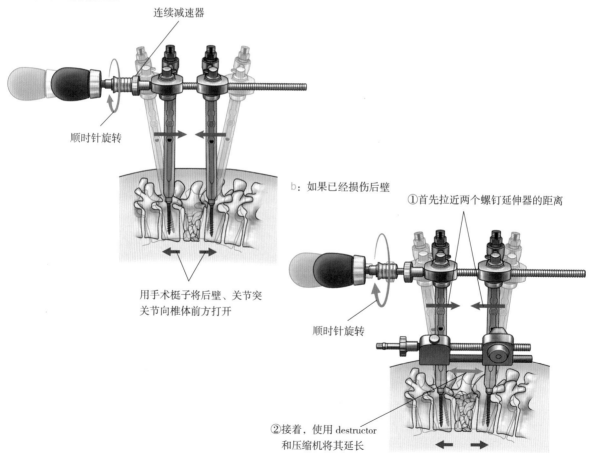

连续减速器

顺时针旋转

用手术梃子将后壁、关节突关节向椎体前方打开

b：如果已经损伤后壁

①首先拉近两个螺钉延伸器的距离

顺时针旋转

②接着，使用 destructor 和压缩机将其延长

金属棒长度的测量

　　将金属棒模板置于皮肤上螺钉延伸器的旁边，测量金属棒的长度。金属棒的两端需要突出延伸器上、下两端约 10 mm，因此需要在实际测得的长度上再增加 20 mm，如果金属棒需要弯曲，就要准备更长的型号。

　　使用金属棒插件抓紧金属棒，根据需要用弯曲机折弯金属棒。

金属棒植入及定位螺钉安置（图10）

　　用卷尺测出距离最前端螺钉延伸器 2.5~5 cm 的位置，将皮肤纵向切开约 1 cm。从皮肤切口植入金属棒，在筋膜下将金属棒植入螺钉头的开口位置，一边确认操作是否正确一边穿过剩余的螺钉。在透视影像下，确认螺钉是否突出器械上、下端约 1 cm。

图 **10**　经皮植入螺钉和拧紧定位螺钉

b：拧紧定位螺钉

a：经皮植入螺钉

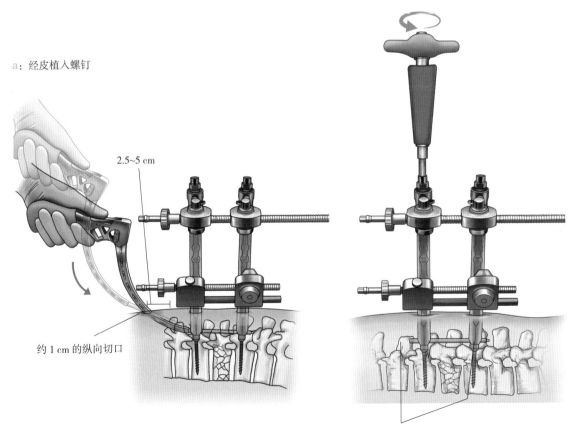

2.5~5 cm

约 1 cm 的纵向切口

金属棒突出器械上、下端约 1 cm

完成安置

将金属棒压到螺钉头下方，安置定位螺钉，完成最终安置（图 11）。
拔出螺钉延伸器。

经皮椎体成形（图12）

完成固定操作后，与向骨折椎体内植入 PPS 相同的顺序，插入导引导丝，
用直径 7 mm 以上的螺丝攻给椎弓根打孔，在椎体内植入骨片专用剥离子，
将骨折的终板复位，用 HA 块填充矫正产生的空洞。

图 **11** 植入 HA 块椎体成形术

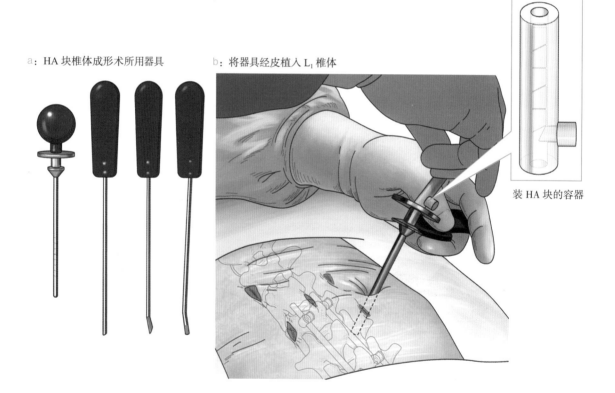

a：HA 块椎体成形术所用器具

b：将器具经皮植入 L₁ 椎体

装 HA 块的容器

图 **12** 复位操作和椎体成形的透视侧位像

a：复位前

b：使用复位装置通过压缩、拉伸来复位

c：经皮植入金属棒

d：填充 HA 块，修复椎体

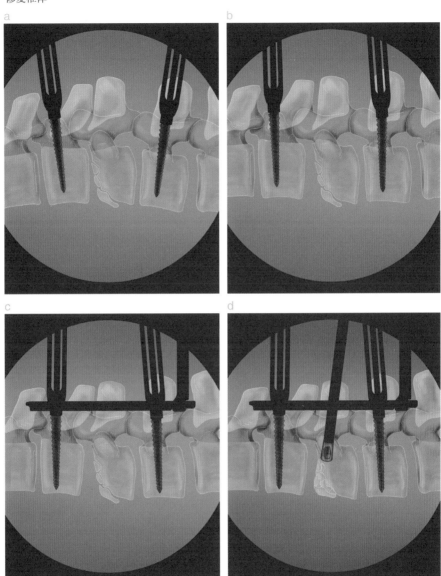

治疗胸腰椎移行部外伤的后路融合固定术

缝合

　　使用 X 线进行最终确认（图 13），冲洗创处后，进行缝合。没有进行减压操作不需要留置引流管。

图13　术后 X 线摄片和 CT 检查

将 L_1 椎体的爆裂骨折复位，矫正后弯。在 CT 下填充 HA 块，填满骨折的缝隙。

a：X 线摄片

b：CT 检查

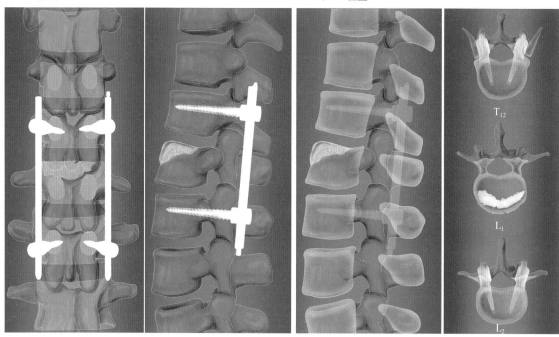

建议　导引导丝向外侧偏离

● 拔出螺丝攻等器具时，会同时拔出导引导丝。再次刺入时如果出现偏离，就可能会引起脊髓段动脉损伤等并发症。因此，再次刺入时，按照原有的通路比较安全。

注意事项

脊髓段动脉损伤

● 螺丝攻和螺钉向外侧偏移，损伤脊髓段动脉后，会引发失血性休克。不能在术野直接止血，需行血管栓塞介入手术。

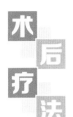**术后疗法**

　　手术当天即可自由翻身，同时为了预防压疮、肺炎、深静脉血栓形成（deep vein thrombosis，DVT），需要积极更换体位。根据疼痛的程度决定下床活动，术后3个月内佩戴硬腰部支具。对于年轻患者来说，确认骨愈合后，6~12个月即可取钉。

注意事项

此项手术的界限

● 腰椎爆裂骨折出现的椎间盘损伤，椎体高度粉碎，椎间盘组织进入椎体内会阻碍骨愈合，出现腰痛的后遗症。作为减损措施，在急性期实施本手术，术后让患者尽早下床复建。术后用CT、MRI检查骨折椎体的状况，考虑是否需要二期手术，重建前方支柱。

参考文献

[1]伊藤康夫, 越宗幸一郎, 菊地剛, ほか. 胸腰椎破裂骨折に対する経皮的後方固定術の有用性[J]. J Spine Res, 2013, 4：1249-1257.

[2]ISHII K, SHIONO Y, FUNAO H, et al. A Novel Groove-Entry Technique for Inserting Thoracic Percutaneous Pedicle Screws[J]. Clin Spine Surg, 2017, 30：57-64.

[3]篠原光, 上野豊, 小林俊介, ほか. 胸腰椎破裂骨折に対するmonoaxial PPS systemを用いた最小侵襲後方矯正固定術[J]. 整外最小侵襲術誌, 2014, 72：37-43.

治疗脊髓髓内转移性肿瘤的微创脊椎稳定术（MISt）

川崎医科大学骨科学　**中西一夫**

适应证

①胸椎、腰椎多发转移性肿瘤。

②转移至脊椎引发椎体破裂，出现腰背部疼痛、进行性麻痹，并且可能有体能状况（PS 评分）低下的患者。

③全身身体状态较好，能够承受手术的患者，体力较好，可以给予其他辅助治疗的患者。

④脊椎不稳定肿瘤评分（SINS）7 分以上的脊椎非常不稳定的患者。

⑤希望手术预后为 3 个月以上的患者。

⑥乳腺癌、前列腺癌等转移至所有椎体内的患者以及转移至主要内脏器官的患者不适合此项手术。

典型病例：68 岁，男。肺癌（图 1）。向 T_6/T_7、L_2 转移。转移至肩胛骨、上肢骨、骨盆、股骨。没有转移至主要脏器。主要症状：背部疼痛、下肢麻痹、步行障碍。麻痹导致体能状况低下（Frankel 分级：D；PS：2；德桥评分：7 分；富田评分：6 分；片桐评分：5 分；新片桐评分：6 分）。SINS 为 9 分。之后可以使用分子靶向药物或唑来膦酸，预后可为 0.5~1 年。

术前模拟

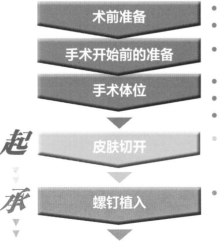

术前准备
- 掌握转移病灶，决定治疗计划
- 决定手术方法（决定植入物）

手术开始前的准备
- 确认植入物的尺寸和设置

手术体位
- 减小腹压
- 取合适的体位
- 做标记

皮肤切开
- 完全分离病灶

螺钉植入
- 在影像/导航下植入螺钉

起

承

脊柱外科手术技术精粹

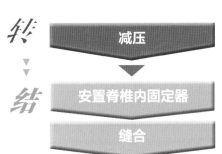

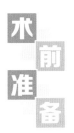

- 在另外的皮肤切口进行减压操作
- 确认是否止血

更换减压操作使用的器械

预防皮肤问题

①决定治疗方案：使用 MRI、CT、骨闪烁显像术，甚至是 PET-CT 检查来评估病灶，以转移的状态为基础，决定治疗方案。可能的话与原发肿瘤科及放疗科商讨治疗的优先顺序。

②评估脊椎的不稳定性：利用 SINS（表 1）和减压操作必要的硬膜外脊髓压迫（ESCC）量表（图 2）来诊断脊椎的不稳定性。

③决定手术方法：

- 决定治疗方案后，决定是否需要减压、栓塞治疗，固定范围及使用的填充物。
- 如必须进行减压操作，则进行血管造影检查；如果肿瘤容易出血，进行栓塞治疗。
- 现在有各种各样的填充物。对于是否能够顺利进行手术来说，根据用途选择填充物非常重要。例如，固定颈胸椎，需要能够连接颈椎和胸椎的填充物，固定上位中位胸椎需要螺钉头较小的类型，骨质疏松严重的患者需要效果好的螺钉等。

图 1 手术的典型病例

68 岁，男性。肺癌。SINS 为 9 分。

a：矢状面图（MRI）。肿瘤扩散至 T_6 棘突及 T_7 椎体、椎管内。

b：水平面图（CT）。溶骨型，肿瘤浸润 T_7 左侧的椎弓根，压裂椎体。

a：MRI 检查   b：CT 检查

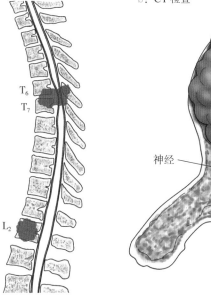

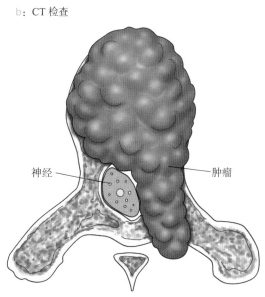

神经   肿瘤

- 固定范围基本上是上、下各2椎体（头侧2椎体，尾侧2椎体），需要使用术前图像评估确认要进行固定操作的椎体（植入椎体的椎弓根直径、使用螺钉的长度、病灶的范围、是否向椎体内轻度转移、是否存在脆弱性骨硬化等），根据患者的实际情况，决定固定范围。
- 再次确认术中是否有必要进行透视、导航。

④开始手术前的准备：

- 评估固定范围内的每一处椎体，贴出图像诊断，术前与其他辅助人员交换预定的固定范围、要使用的螺钉的直径和长度等信息。将以上信息记录在白板上，便于负责器械的护士做好准备（图3）。

建议

决定治疗方案

- 治疗癌症的各种方法在不断进步，也能看到其效果。对于先进行手术，还是先进行放疗，医学界有不同的意见。另外，先进行放疗，根据化疗的种类，会有不能同时进行的限制，因此需要参考各位专家的意见，决定最佳的治疗方案。

建议

评估脊椎的不稳定性

- 脊髓髓内转移性肿瘤一般分为成骨性、混合型、溶骨性，但是最近在肺小细胞癌、肝细胞癌、胃癌等癌症中发现了骨小梁间隙型转移。CT无法诊断骨小梁间隙的肿瘤，必须用MRI进行诊断。除了CT检查之外，MRI检查也很重要。

表1 **脊椎不稳定肿瘤评分（SINS）**

2010年由Fisher提出。针对脊椎的不稳定性，根据转移位置、类型、疼痛及破坏程度等项目的分数进行诊断。6分以下是稳定型，7~12分为潜在不稳定型，13分以上为不稳定型。本院将7分以上的患者定位为可能需要手术的病例。

位置	得分	脊柱的放射影像学检查	得分
枕骨部—C_2, C_7~T_2, T_{11}~L_1, L_5~S_1	3	半脱位/移位	4
C_3~C_6, L_2~L_4	2	脊柱畸形（脊柱后凸/脊柱侧弯）	2
T_3~T_{10}	1	正常	0
S_2~S_5	0	**椎体塌陷**	**得分**
疼痛	**得分**	塌陷50%以上	3
是	3	塌陷50%以下	2
偶尔疼痛但不是机械性疼痛	1	无塌陷但50%椎体受累	1
无痛	0	上述均无	0
骨骼病变	**得分**	**脊柱后外侧受累**	**得分**
溶骨性病变	2	双侧	3
混合型病变（溶骨性/成骨性病变）	1	单侧	1
成骨性病变	0	上述均无	0

摘自参考文献[2]

图 **2** 硬膜外脊髓压迫（ESCC）量表

2010 年由 Bilski 提出。在 MRI T_2 加权像下，将肿瘤浸润脊椎分为 0~3 级。3 级需要进行减压操作。

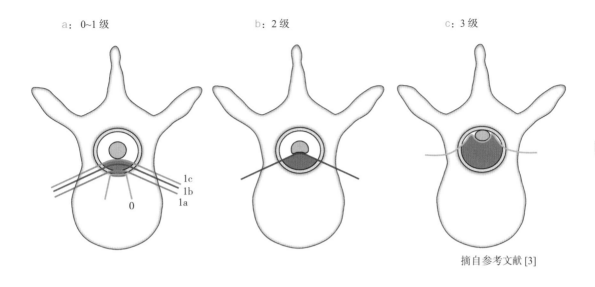

a：0~1 级　　　　　　　　b：2 级　　　　　　　　c：3 级

摘自参考文献 [3]

治疗脊髓髓内转移性肿瘤的微创脊椎稳定术（MISt）

图 **3** 使用白板

增加手术相关的信息（姓名、年龄、病名、手术方法、预定手术时间、预估出血量），
可以记录固定椎体的螺钉的预定尺寸及实际使用的尺寸。

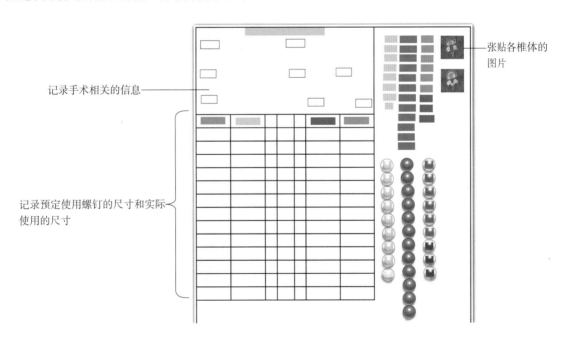

记录手术相关的信息

记录预定使用螺钉的尺寸和实际
使用的尺寸

张贴各椎体的
图片

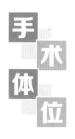手术体位

①根据这个手术使用透视仪和导航的手术方式，最好使用 Jackson 手术床
（图 4a）等透视专用手术床。

②病灶位于中下位胸椎和腰椎：患者呈俯卧位，使用支撑架减小腹压。

③需要在颈椎到上位胸椎进行手术，使用 Mayfiled 头架（尽可能使用透视专
用型）固定头部。

建议

● 对于1~2个椎间的固定来说，调整手术床，使螺钉的植入方向与地面垂直（图4b）；多个椎体固定，
无法通过手术床来调节，只能调节透视仪，并且要使手术床与地面平行（图4c）。

● 此外，确定体位时，要从2个方向确认是否能用透视仪完全看清楚椎体和椎弓根，并做好记号。此时，
将各椎体的透视仪的位置和角度标记在透视仪和地面上，可以避免不必要的损伤（图5）。

图**4** 手术体位

a：手术体位

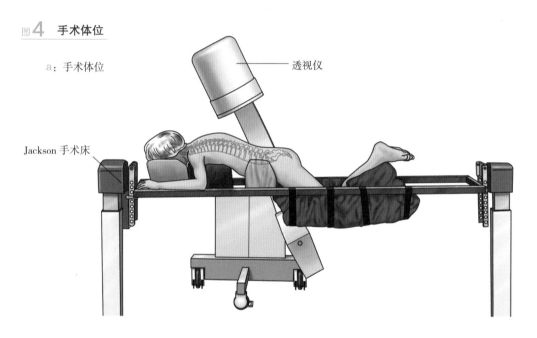

透视仪

Jackson 手术床

b：1~2 个椎间的固定

调整手术床使螺钉的植入方向与地
面垂直

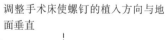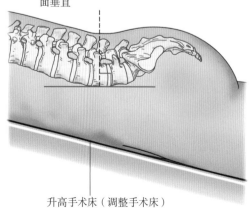

升高手术床（调整手术床）

c：多个椎间的固定

在透视仪下调整螺钉
的植入方向

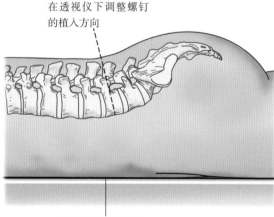

手术床与地面平行

图 5 在地面和透视仪上做标记

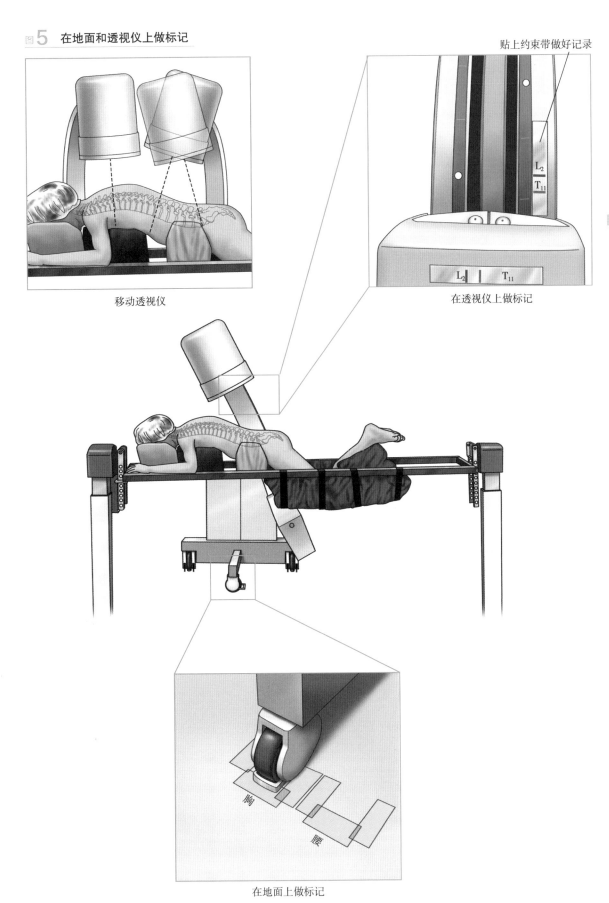

贴上约束带做好记录

L₂
T₁₁

L₂ T₁₁

移动透视仪

在透视仪上做标记

胸

腰

在地面上做标记

治疗脊髓髓内转移性肿瘤的微创脊椎稳定术（MISt）

173

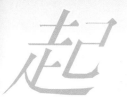

皮肤切开

皮肤切开

　　按照经皮手术 [微创手术（minimally invasive surgery，MIS）] 要求，在椎弓根上切开皮肤。固定范围较广时，还需要分别纵向切开头、尾两侧的皮肤（使每一侧都能植入金属棒），其他地方做横向切开即可（图 6）。纵向切开筋膜。

建议

- 上位胸椎和下位腰椎的螺钉距离较近的话，在同一个纵向皮肤切口，肌间牵拉会更容易操作。
- 为了防止金属棒夹到筋膜，需要将筋膜完全切开。
- 必须进行减压操作时，为了减少污染，可以在正中另外做一个皮肤切口。

图 6　皮肤切开

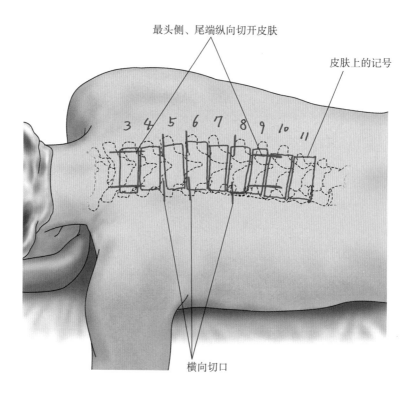

最头侧、尾端纵向切开皮肤

皮肤上的记号

横向切口

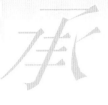

螺钉植入

螺钉植入

在腰椎经皮植入椎弓根螺钉（percutaneous pedicle screw，PPS），可以参考腰椎微创脊椎稳定术（minimally invasive spine stabilization，MISt）的手术方式。这里以胸椎的 PPS 为例进行介绍。使用开门手术植入胸椎的椎弓根螺钉（pedicle screw，PS），如图 7 所示。

但是，使用 MISt 技术经皮植入螺钉时，需要注意很多问题。有以下这些问题，胸椎和腰椎不同，植入时较困难，一定要注意。

植入点的问题

很难确认植入点，术前使用CT 检查椎弓根和椎弓的形状，利用手指探查、导航仪及透视装置确认后，再植入（参见图 10）。

建议

● 决定植入点时，如果不留意立体排列，后续植入金属棒时会遇到困难（图8）。重要的是，术前要制订详细的计划，手术时尽量按照计划实施。

图7　胸椎椎弓螺钉植入位置（开门）

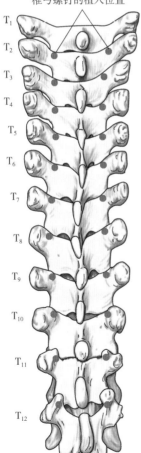

椎弓螺钉的植入位置

图8　考虑植入金属棒后的螺钉植入位置

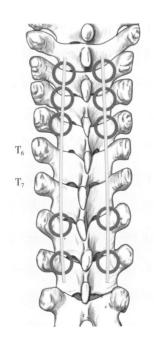

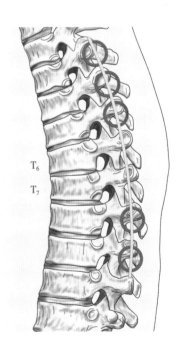

治疗脊髓髓内转移性肿瘤的微创脊椎稳定术（MISt）

175

植入时的问题

横突从背侧突出,植入时,容易滑动至椎管的方向(图 9a)。如图 9b 所示,最初垂直于椎板植入,中途改变方向,将刺针换为单刃刺针更容易植入。使用导航系统时,Nav PAK 刺针更适合 MIS 手术技巧,钉入刺针能够防止导航系统偏移(图 10)。

图 **9** 螺钉的植入方法

a:容易滑向脊椎管的方向

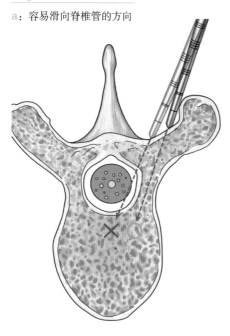

b:植入时的技巧

②中途改变方向　　　　　　　　　①首先垂直于椎板植入

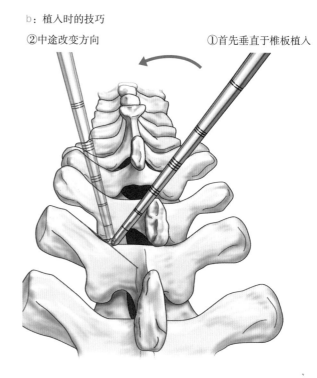

图 **10** Nav PAK 刺针的使用

Nav PAK 刺针

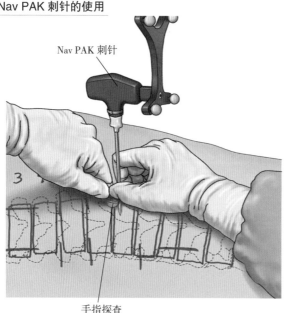

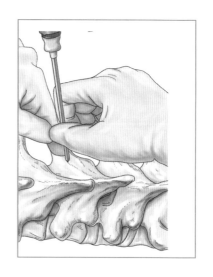

手指探查

安置螺钉时的问题

横突因为螺钉头的挤压变形，螺钉的作用减弱，另外还容易松动。

使用开门手术时，可以削掉靠近植入位置的椎弓，但是 MIS 手术就较为困难。变松动，如图 11 所示，螺钉的方向向各个方位偏离，导致难以植入金属棒。

本院制作的扩空钻，可隔着导引导丝削去横突（图 12）。另外，使用顶端较小的螺钉，改变植入点也能解决问题（沟槽进钉点技术）。

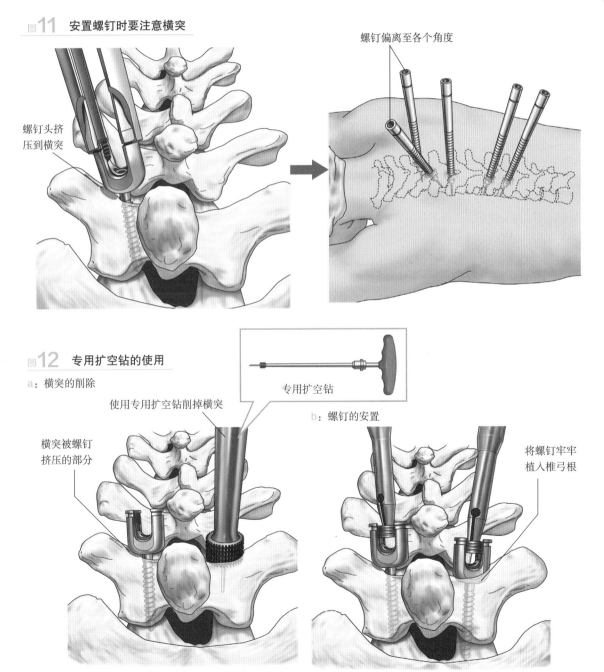

图 11　安置螺钉时要注意横突

螺钉偏离至各个角度

螺钉头挤压到横突

图 12　专用扩空钻的使用

a：横突的削除

使用专用扩空钻削掉横突

专用扩空钻

b：螺钉的安置

横突被螺钉挤压的部分

将螺钉牢牢植入椎弓根

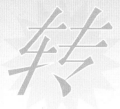
减压

从正中纵向切开，进行减压操作。分离椎旁肌时，必须达到看不到穿过椎旁肌内的金属棒的程度（图13）。上、中位胸椎的病变，会导致椎弓根间变窄，无法分离。因此，需要在单侧，或者最后植入金属棒。

建议

- 本手术最大的目标是重建脊柱的支撑功能。根据患者的全身状态、出血量和手术时间，尽可能去除椎管内的肿瘤，然后进行减压操作。这时为了减少污染，需要将其分离至看不到金属棒的程度。
- 减压操作时，为了防止污染，可以暂时关闭创处，留置引流管。

减压时需要同时进行活检，为了能够作出诊断及选择合适的化疗，需要作出病理学结果。

使用CUSA（超声外科用吸引装置）后会较为容易地去除肿瘤，另外，可以用封闭剂进行肿瘤或骨骼的止血。

确认已经止血后，进行缝合。留置引流管。

建议

预防硬膜外血肿

- 进行减压操作时，必须预防硬膜外血肿，因此术中的止血和术后留置引流管非常重要。减压部位为大创口时，留置两根引流管。在术中易出血的部位留置引流管，若术后没有吸出血液、创处出血、污染纱布，大部分是因为引流管没有很好地发挥作用，这种情况很容易出现硬膜外血肿，一定要多加注意。引流管内的血液在管内分离，出血变少后，拔除引流管。

图**13** 减压时的分离

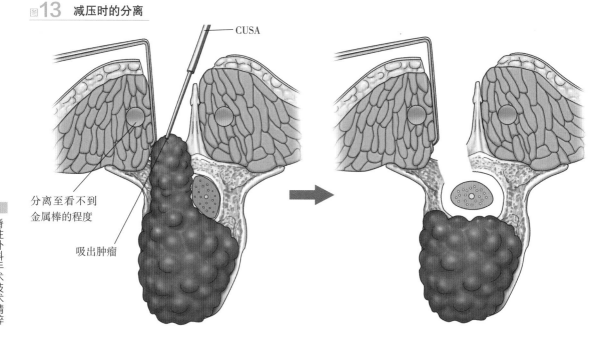

CUSA

分离至看不到金属棒的程度

吸出肿瘤

安置脊椎内固定器

安置脊椎内
固定器~
缝合

建议

• 更换减压时使用的器械，随后进行固定（为了减少污染）。

经皮植入金属棒进行固定后，完成脊椎内固定器的最终固定（图14）。
植入金属棒时，金属棒越长，经皮植入越困难。

建议

金属棒容易通过的方法
①安置螺钉时（平行）要多加注意。
②纵向切开头、尾两侧的皮肤（无法单侧植入时，可以从反方向植入）。
③使用金属棒旋转技术（图15）、切换（switch back）技术。

图 **14**　安置脊椎内稳定系统

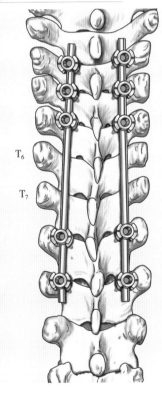

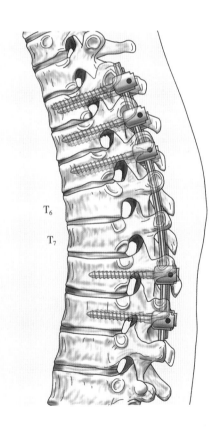

图 **15** 金属棒旋转技术

a：植入金属棒时的画面

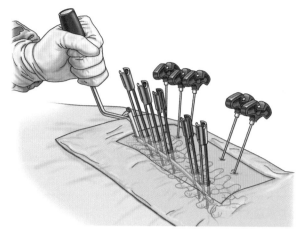

b：金属棒旋转技术的手法

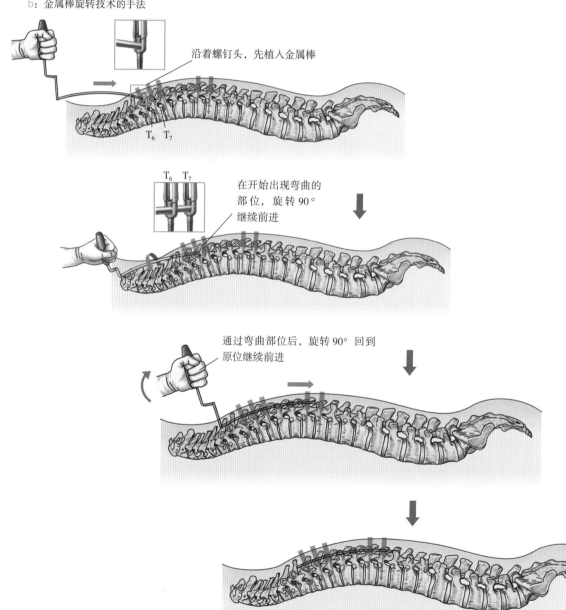

沿着螺钉头，先植入金属棒

在开始出现弯曲的
部位，旋转 90°
继续前进

通过弯曲部位后，旋转 90° 回到
原位继续前进

T_6 T_7

缝合

仔细缝合筋膜、皮下组织和皮肤。这样可以预防术后进行放疗时出现皮肤问题。

建议
- 缝合筋膜前，确认金属棒穿过筋膜的下方。

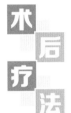

①佩戴硬腰部支具，适应疼痛后，开始下床走动。

②特别对于术前使用麻醉药的癌症患者来说，因为痛阈值降低，即便是微创手术，也会感觉到强烈的疼痛，最好告知麻醉医生和主治医生，应对手术期间出现的疼痛。本院的患者一般在术后 2 d 能下床活动。

建议
- 如果出现过于疼痛的情况，可能是因为金属棒夹到筋膜和肌肉。建议打开创处进行确认（肌肉或软组织坏死）。

治疗脊髓髓内转移性肿瘤的微创脊椎稳定术（MISt）

参考文献

[1]中西一夫, 長谷川徹. 転移性脊椎腫瘍に対するリエゾン治療 [J]. J Spine Res, 2017, 8：1552-1558.

[2]FISHER CG, DIPAOLA CP, RYKEN TC, et al. A novel classification system for spinal instability in neoplastic disease：an evidence-based approach and expert consensus from the Spine Oncology Study Group[J]. Spine（Phila Pa, 1976）, 2010, 35：E1221-229.

[3]BILSKI MH, LAUFER I, FOURNEY DR, et al. Reliability analysis of the epidural spinal cord compression scale[J]. J Neurosurg Spine, 2010, 13：324-328.

[4]CHUNG KJ, SUH SW, DESAI S, et al. Ideal entry point for the thoracic pedicle screw during the free hand technique[J]. Int Orthop, 2008, 32：657-662.

[5]中西一夫, 長谷川徹. PPS刺入法（アドバンス編）胸椎・胸腰椎移行部への刺入のコツ-胸椎PPS法の応用. MISt手技における経皮的椎弓根スクリュー法-基礎と臨床応用. 日本MISt研究会監, 星野雅洋ほか編. 東京：三輪書店, 2015：51-55.

[6]ISHII K, SHIONO Y, FUNAO H, et al. A Novel Groove-Entry Technique for Inserting Thoracic Percutaneous Pedicle Screws[J]. Clin Spine Surg, 2017, 30：57-64.

[7]篠原光, 曽雌茂. 経皮的椎弓根スクリューシステムを使用した最小侵襲後方多椎間固定-MIS-long fixation technique[J]. 脊椎脊髄ジャーナル, 2014, 27：81-89.

治疗寰枢椎半脱位的后方入路固定术

名古屋市立大学大学院医学研究科骨科　**水谷　润**

适应证

①寰枢椎半脱位。

②齿状突小骨、齿状突后方假瘤。

③寰椎骨折、枢椎骨折等外伤。

④脊椎肿瘤等。

术前模拟

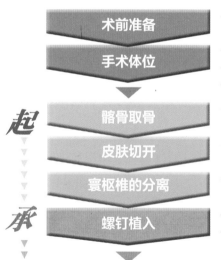

| 术前准备 | ● 用CT造影评估 |

术前准备
- 用CT造影评估

手术体位
- 取合适的体位
- 准确安置透视装置
- 进行一定程度的复位操作，同时确认旋转情况

髂骨取骨
- 取3 cm×4 cm的半层骨组织和松质骨后开创

皮肤切开
- 从枕骨下缘到C₂下缘切开皮肤

寰枢椎的分离
- 分离时注意结构的特殊性

螺钉植入
- 枢椎椎弓根螺钉，或者与椎板螺钉组合
- 寰椎外侧块椎弓根螺钉（Tan法，若寰椎后弓没有髓腔，选择Goel法或Notch技术）
- 正确地进行侧面透视

复位操作及植入物固定
- 使用专用器械进行复位操作（提起寰椎，复位半脱位）

骨移植，顶置式连接器的固定
- 完全去除骨皮质，将移植骨块植入寰枢椎间
- 固定顶置式连接器

留置引流管及缝合
- 留置一根引流管

起　承　转　结

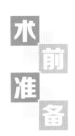

术前准备

①使用普通 X 线检查、CT 造影评估。

②评估是否存在垂直脱位，非复位性还是复位性，是否存在旋转变形，寰椎后弓是否有髓腔，椎动脉的走行是否异常，寰枕关节的破裂程度等。

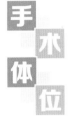

手术体位

①患者呈俯卧位，使用 Mayfield 三点式头架，头部抬高约 30°。主刀医生、助手、护士站立于头侧（图 1、图 2）。从腹侧转动 C 臂机，以便于从侧面进行透视，在此位置可以全部覆盖。取髂骨时，确保处于可以从左侧臀部取骨的站立位置。术前制订手术计划时，与麻醉医生讨论麻醉器械的位置。

②在透视下，握紧 Mayfield 三点式头架，进行一定程度的复位操作。但是植入螺钉后，可以起到复位作用，因此术前阶段不要完全复位。

③复位操作时，重要的是在屈伸的同时向挤压、突出（拉起下颌，伸出下颌）的方向操作（图 2）。

④正确的侧面透视对于术中植入螺钉非常重要，因此这个阶段一定要仔细确认是否能够获得正确的侧位像（图 1）。寰枢椎很容易旋转，不仅仅是半脱位，很多时候还会出现旋转脱位的状况。因此，不仅要注意矢状面，还要注意到细微的旋转，使寰椎侧块后方重合。根据术前 CT 的诊断，寰枢椎平均旋转约 5°（图 3）。

建议

• 笔者作为主刀医生时喜欢站在头侧的原因是，站在头侧可以拥有左右对称的视角。

图 1　**手术体位**

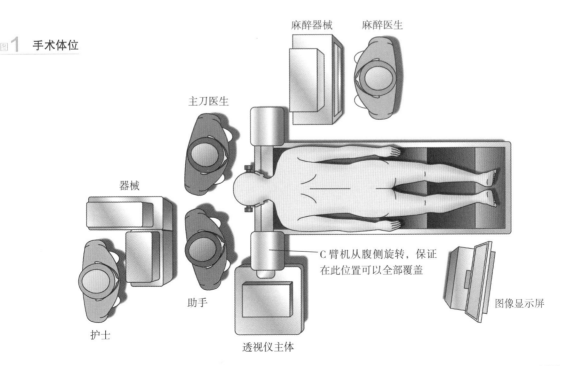

麻醉器械　麻醉医生

主刀医生

器械

C 臂机从腹侧旋转，保证在此位置可以全部覆盖

图像显示屏

助手

护士

透视仪主体

183

图 2　复位操作

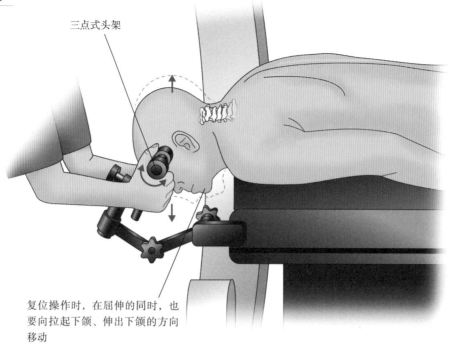

三点式头架

复位操作时，在屈伸的同时，也
要向拉起下颌、伸出下颌的方向
移动

图 3　根据 CT 检查得出寰枢椎的旋转角度

寰枢椎平均旋转 5°。

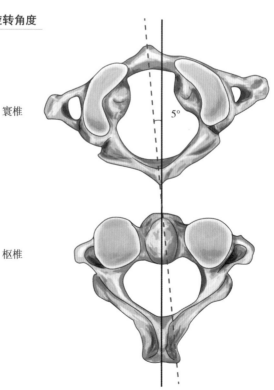

寰椎

5°

枢椎

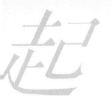

髂骨取骨

髂骨取骨~
寰枢椎的分离

从髂骨取 3 cm × 4 cm 的半层骨组织，同时取松质骨。洗净，使用骨蜡止血，闭合创处。

建议

● 用 β-TCP等颗粒，填充较小的空隙。

皮肤切开

如果已经熟练，可以不分离枕骨，分离枕骨大孔到 C_2 棘突就可以完成手术器械的安置，但是如果还不熟练，就需要和固定胸椎一样，分离枕骨到枢椎的部位（图4）。

建议

● 不需要将颈半棘肌从其附着的部位剥离（图5）。

图 **4** 皮肤切开

枕骨下缘

C_2

图 **5** 分离至寰枢椎

寰椎（C_1）椎弓

枢椎（C_2）棘突

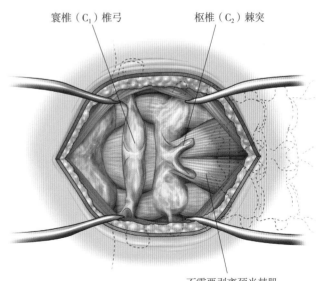

不需要剥离颈半棘肌

寰枢椎的分离（图6）

建议

寰枢椎结构的特殊性

- 寰枢椎间的结构非常特殊，C_2神经根横于寰椎侧块后方，包裹此神经根的静脉丛较为丰富（图6）。
- 寰枢椎间没有黄韧带，有寰枢隔膜（图7）。

通常，寰枢隔膜强力粘连在寰椎和枢椎的中央，因此要先用手术电刀将中央部位剥离（图7a），然后用手术电刀或双极电凝向外侧仔细将附着在骨组织的部位凝固，再用外科剪或锋利的剥离子将其剥离，向外侧分离。对腹侧的附着在寰枢隔膜的部位进行同样的操作，从正中部位剥离后，用镊子夹紧寰枢隔膜，按照上述的方式从寰椎后弓附着部位、枢椎椎弓附着部位剥离，不要损伤外面的静脉丛，在寰枢隔膜包裹静脉丛的状态下分离，可以将静脉丛出血控制在一个极低的水平上（图7b）。

静脉丛出血时，在双极电凝前端张开的状态下进行止血，但是如果操作过深，反而会增加出血量，这时需要用止血棉压迫止血。

如为单侧出血，压迫止血的同时，转移至对侧进行操作可以缩短手术时间。笔者最开始做手术时，有过静脉丛出血 2 000 mL 以上的案例。

图 **6** 寰枢椎结构的特殊性

C_2 神经根分布在寰椎外侧块背侧，外面包裹着静脉丛。

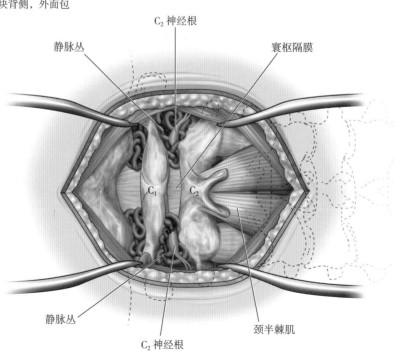

图 **7** 寰枢椎的分离

a：寰枢隔膜中央部位的剥离

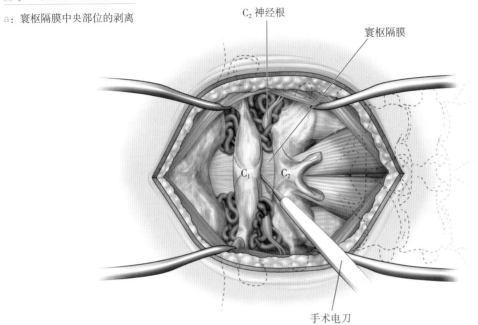

C₂ 神经根

寰枢隔膜

C₁

C₂

手术电刀

b：向外侧分离

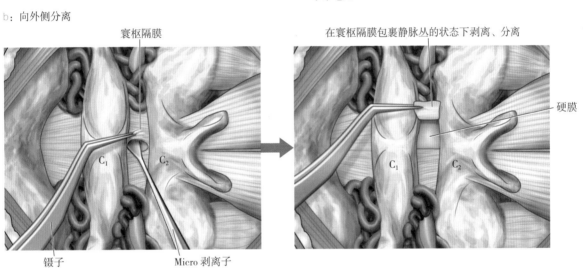

寰枢隔膜

在寰枢隔膜包裹静脉丛的状态下剥离、分离

硬膜

C₁

C₂

C₁

C₂

镊子

Micro 剥离子

187

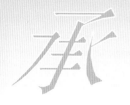

枢椎椎弓根螺钉植入

螺钉植入　　　用 Penfield 剥离子或神经刮勺触探枢椎椎弓根内缘，确认椎弓根内缘的位置（图 8）。通常植入点在距离椎板上缘几毫米的尾侧，或者已经确认的椎弓根内缘外侧的几毫米（图 8）。

　　使用直径 3 mm 的高速外科钻制作植入孔（图 9），根据需要刺入探针探测，随后植入螺钉（图 10）。

图 **8**　触探枢椎椎弓根内缘

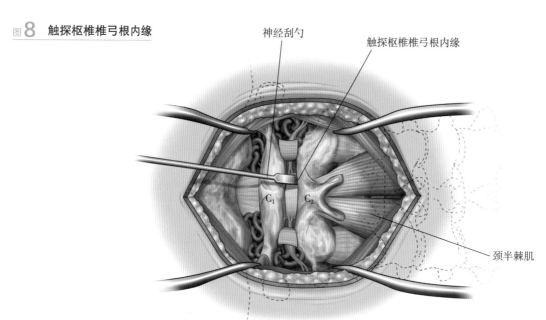

图 **9**　制作植入孔

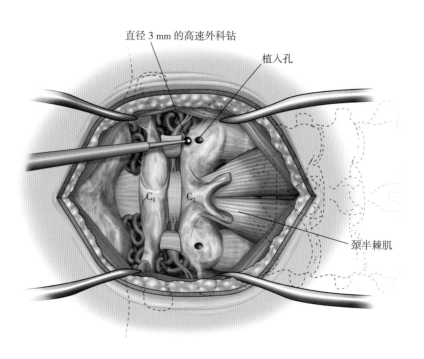

● 用神经刮勺触探椎弓根内缘非常重要。另外，制作植入孔之后，也要通过触探椎弓根内缘来确认从植入点向内植入的角度。

无法植入椎弓根螺钉时，可以同时使用椎板螺钉来完成寰枢椎固定术。

必须详细检查椎动脉高跨等椎动脉走行异常。用 CT 造影冠状面图来评估是否可以植入椎弓根螺钉（图 11）。

图 **10** 枢椎椎弓根螺钉的植入

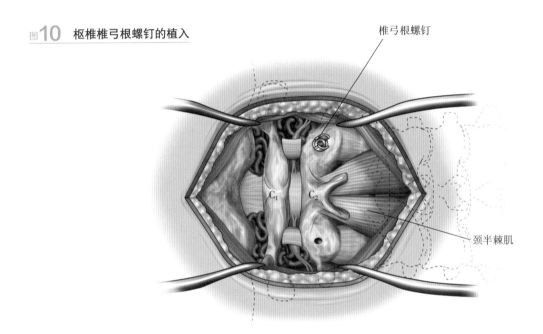

图 **11** 用 CT 造影冠状面图来确认椎动脉走行

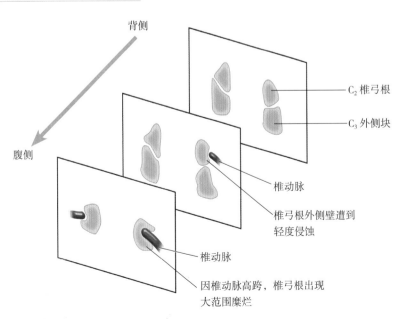

寰椎外侧块椎弓根螺钉植入

后弓植入法（Tan法）

若后弓比较粗壮可以植入螺钉，使用 Tan 法植入。触探到分离的后弓尾侧到后弓内缘。通常需要植入直径 3.5 mm 的螺钉，因此，植入点一般位于距离内缘外侧几毫米处，或者在正确的侧位像下的髓腔延长线上。

接着，在后弓头侧用剥离子保护椎动脉（图 12）。决定植入点后，使用直径 2 mm 的高速外科钻开始慎重地削磨骨质（图 13）。

外伤或者年轻患者等骨质较好，无法植入材质较硬的螺钉时，用外科钻慎重地挖掘后，还需要使用附带手摇钻或螺丝攻的工具；但是对于风湿性关节炎或高龄患者来说，外科钻到达寰椎外侧块，只需要用螺丝攻切入植入点附近，即可植入螺钉（图 14）。

建议

- 后弓与寰椎外侧块连接部位稍坚硬一些，因此必须削磨至进入寰椎外侧块的位置。
- 慢慢地钻孔可以防止偏移，绝对不能钻得太快。可以将外科钻看作脚踏开关，像慢慢地踩脚踏发动汽车一样，慢慢地钻孔。

图 **12** 保护椎动脉

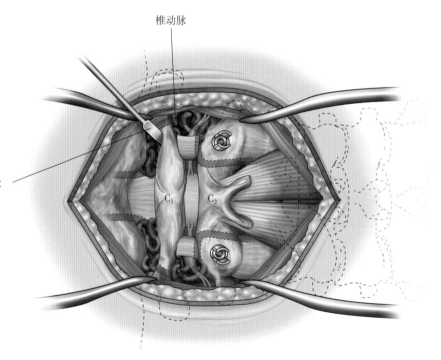

椎动脉

使用剥离子保护椎动脉

C_1　C_2

保持与后弓的轴线平行的方向，慢慢地削磨。在矢状面方向的垂直线上继续削磨。此时如果焦躁会导致偏移。头侧偏离可能会损伤椎动脉，因此绝对不能偏移。如果发生偏移，可以向尾侧改变方向，或更换为 notch 技术，从寰椎外侧块直接植入。尾侧偏移导致静脉丛出血时，不要慌张。可以敷止血剂进行止血。

图13　使用高速外科钻削磨骨质（Tan 法）

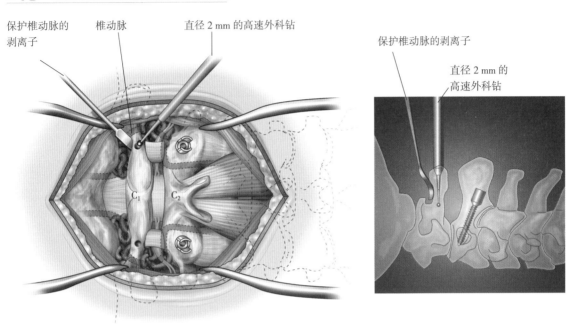

图14　完成螺钉的植入

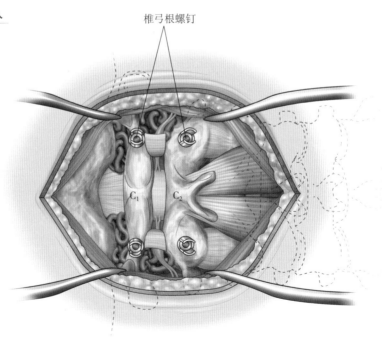

寰椎外侧块直接植入法（Goel法）

后弓的结构无法植入椎弓根时，可以直接从寰椎外侧块植入（图15）。无论是寰椎外侧块直接植入法还是notch技术，都是直接将螺钉植入寰椎外侧块。

比起寰椎外侧块直接植入法，notch技术出血更少（图16a）。这是因为，notch技术是慢慢地将后弓的尾侧面向腹侧去除，不会损伤静脉丛，从后弓基底部和寰椎外侧块连接部位植入螺钉（图16b）。静脉丛出血时，边用止血绵压迫止血，边进行上述操作。

使用Tan法植入后弓，植入点为椎弓根，即便使用单皮质固定，也尽量稳固地植入螺钉，寰椎外侧块直接植入法需要的螺钉长度较短，因此对于骨质较差的患者来说，最好使用双皮质固定（图17）。这时，向内转动10°，理论上就不会损伤颈内动脉。

另外，在制作导向孔之前，即便可以在寰椎外侧块钻孔，植入螺钉时，也会向内侧偏移至椎管内（图18）。静脉丛出血很容易出现无法止血的情况，为了防止这种情况的出现，最好采用能够使用管状螺钉的系统。

建议

- 对于寰椎外侧块直接植入法来说，切断C_2神经根后，寰椎外侧块的视野会变得非常好。使用Goel法时，建议切断C_2神经根。虽然未遇到过高度ADL障碍的病例，但是笔者在非肿瘤等变性疾病、外伤引起的疾病时，会尽量保留C_2神经根。

图 **15**　寰椎外侧块直接植入法（Goel法）

容易造成静脉丛出血以及C_2神经根损伤。

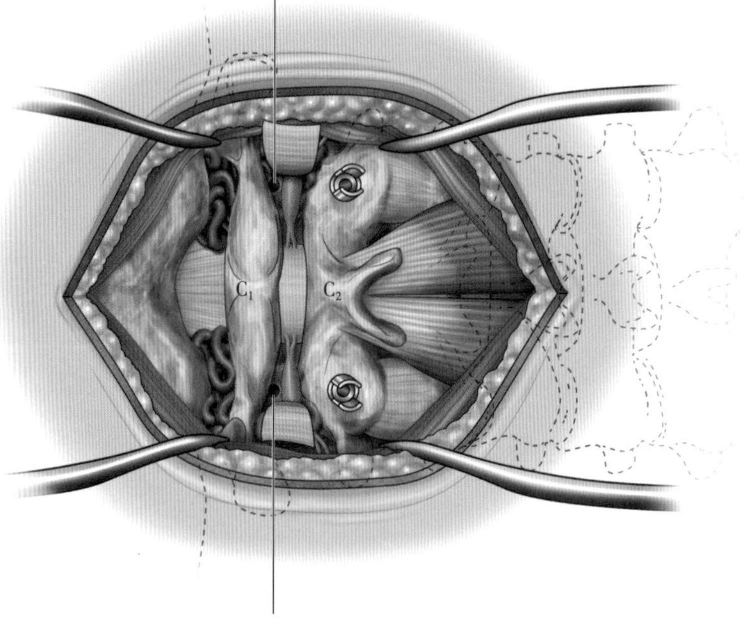

图16 连接部位植入法（notch 技术）

对于 C_2 神经根来说安全性较高，出血量较少。

a：notch 技术

b：骨组织的削磨部位

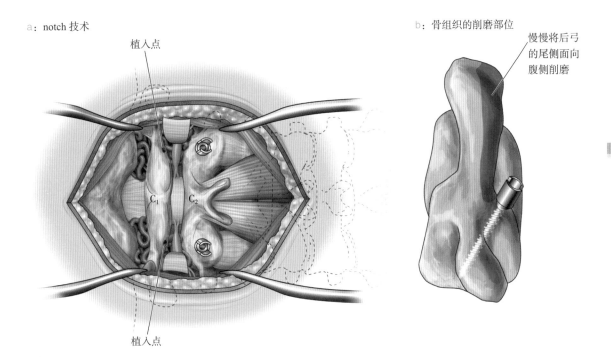

植入点

植入点

慢慢将后弓
的尾侧面向
腹侧削磨

图17 有效的螺钉的长度不同

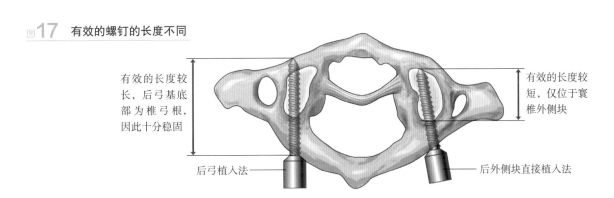

有效的长度较
长，后弓基底
部为椎弓根，
因此十分稳固

有效的长度较
短，仅位于寰
椎外侧块

后弓植入法

后外侧块直接植入法

图18 两侧内侧偏移症

向椎管内偏移的螺钉

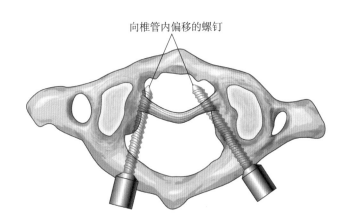

治疗寰枢椎半脱位的后方入路固定术

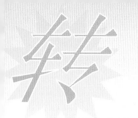
复位操作及植入物固定

首先将金属棒比枢椎螺钉稍微露出一些，固定枢椎螺钉。随后，使用植入物附带的减速器用金属棒固定寰椎螺钉，由此来复位隆起的半脱位的寰椎（图19）。向正中按压枢椎棘突可以将寰枢椎旋转复位。

骨移植，顶置式连接器的固定

充分地去除寰椎、枢椎的骨皮质，直至显露松质骨。将事先采集的髂骨修剪为与寰枢椎大小合适的块状，将剩余的骨皮质和松质骨弄碎（图20a）。首先将碎骨铺于硬膜上，或者铺满外侧（图20b）。然后将块状骨组织植入寰枢椎内（图20c），最后用碎骨填满寰椎、枢椎，以及移植骨块的缝隙和外侧、背侧（图20d）。涂上纤维蛋白胶后，再次冲净，随后将现在填充物都配有的顶置式连接器固定，完成所有操作后，结束手术（图21）。

充分去除骨皮质非常重要。但是因为保存了颈半棘肌，如果棘突基底部操作过度，术后肌肉的作用会导致棘突骨折，目前没出现过因为最开始将碎骨铺于硬膜上而出问题的情况。

图**19** 复位操作和植入物固定

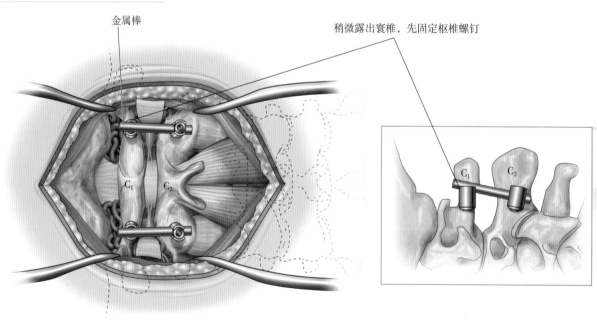

金属棒

稍微露出寰椎，先固定枢椎螺钉

建议 ● 使用顶置式连接器有利于早期骨愈合。

图20

a：去除骨皮质

充分地去除骨皮质直至显露松质骨

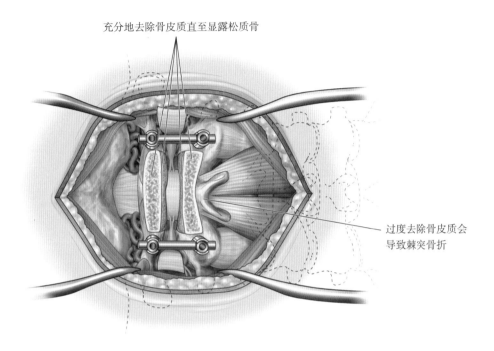

过度去除骨皮质会
导致棘突骨折

b：将碎骨铺于硬膜上

碎骨

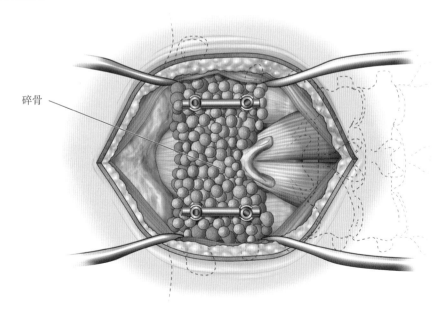

图20 骨移植

c：修建移植骨块

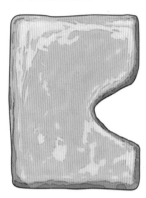

d：处置移植物

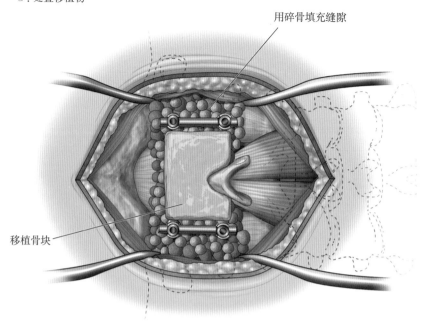

用碎骨填充缝隙

移植骨块

图21 完成顶置式连接器的最终固定

顶置式连接器

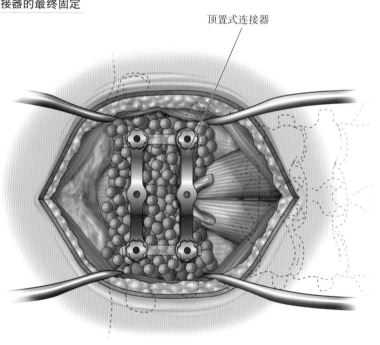

留置引流管及缝合

留置一根引流管，缝合筋膜、皮下组织、皮肤，完成手术。

留置引流管及
缝合

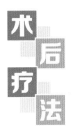

①拔除引流管后即可步行。
②原则上术后要佩戴 3 个月颈托。

参考文献

[1]MURAKAMI S, MIZUTANI J, FUKUOKA M, et al. Relationship between screw trajectory of C_1 lateral mass screw and internal carotid artery[J]. Spine（Phila Pa 1976），2008，33：2581-2585.

[2]WRIGHT NM. Posterior C_2 fixation using bilateral, crossing C_2 laminar screws：case series and technical note[J]. J Spinal Disord Tech，2004，17：158-162.

[3]MATSUBARA T, MIZUTANI J, FUKUOKA M, et al. Safe atlantoaxial fixation using a laminar screw（intralaminar screw）in a patient with unilateral occlusion of vertebral artery：case report[J]. Spine（Phila Pa 1976），2007，32：E30-33.

[4]TAN M, WANG H, WANG Y, et al. Morphometric evaluation of screw fixation in atlas via posterior arch and lateral mass[J]. Spine

（Phila Pa 1976），2003，28：888-895.

[5]GOEL A, LAHERI V. Plate and screw fixation for atlanto-axial subluxation[J]. Acta Neurochir（Wien），1994，129：47-53.

[6]HARMS J, MELCHER R P. Posterior C_1-C_2 fusion with polyaxial screw and rod fixation[J]. Spine（Phila Pa 1976），2001，26：2467-2471.

[7]LEE M J, CASSINELLI E, RIEW K D. The feasibility of inserting atlas lateral mass screws via the posterior arch[J]. Spine（Phila Pa 1976），2006，31：2798-2801.

[8]MIZUTANI J, INADA A, KATO K, et al. Advantages of an on-the-screwhead crosslink connector for atlantoaxial fixation using the Goel/Harms technique[J]. J Clin Neurosci，2018，50：183-189.

极外侧椎体间融合术（XLIF）

杏林大学医学部骨科　**细金直文**

适应证

①存在不稳定性的腰椎疾病。

②腰椎椎间孔狭窄。

③需要固定的二次手术病症。

④腰椎间盘疾病。

⑤主要病变位于腰椎的成人脊柱变形。

但是，不论哪种情况，L_5/S_1 椎弓都不适合。

术前模拟

术前准备	<术前>
	● 充分说明预测到的并发症
	● 确认手术台、透视装置
	● 确认腹部手术史
	● 实施XLIF的位置，决定入路位置
	<手术当天>
	● 安置神经监控设备

手术体位	● 用约束带固定躯体
	● 调整手术台，使透视装置可以得到正确的正、侧位像

取骨	● 根据需要取脑脊液

后腹膜腔的分离	● 逐层钝性分离腹壁
	● 在直视下确认腰大肌

扩张器植入	● 在监视器上观察神经，在侧位像下，椎间盘后方1/3附近植入扩张器

开创器的安置	● 根据探针固定开创器
	● 将开创器安置在与椎间平行的位置

起

承

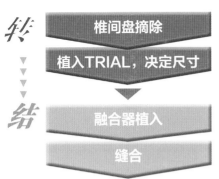

转 ▽▽▽▽ 结

椎间盘摘除	●在透视正位像下进行确认，避免损伤骨性终板
植入TRIAL，决定尺寸	●注意对侧的神经和血管
融合器植入	●使用slider控制器，注意不要损伤终板等，谨慎完成手术
缝合	

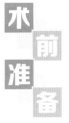

术前准备

为了能够安全地进行此项手术，术前制订计划非常重要。

①充分理解此项手术的特点，术前向患者说明可能会出现的并发症。特别要将可能会因为髂腹下神经、髂腹股沟神经、生殖股神经的障碍导致的从腹股沟到大腿部位的知觉障碍，股神经障碍引发髋关节、膝关节的运动功能障碍和知觉障碍，腰大肌分离导致髋关节的屈曲功能障碍告知患者。大多数患者的并发症是暂时性的。较少数患者还会因为终板突出或向外侧突出等原因导致对侧神经功能障碍。

②初次进行 XLIF 时，术前最好确认手术台和透视装置。使用透 X 线手术台，确认患者在屈位和抬头、低头等状态下，手术台的支柱和透视装置不会影响透视（图 1）。

③确认患者是否进行过大面积腹部、后腹膜、盆腔脏器、大血管等的手术，以及过去手术的创处的位置。如果以前的手术切口位于本手术预定的切口位置附近，可能会出现粘连，一定要多注意。

④通过影像学检查（普通 X 线、MRI、CT 检查）确定实施 XLIF 的位置，决定入路位置。以下列举应该考虑的因素。

图1 手术台的确认

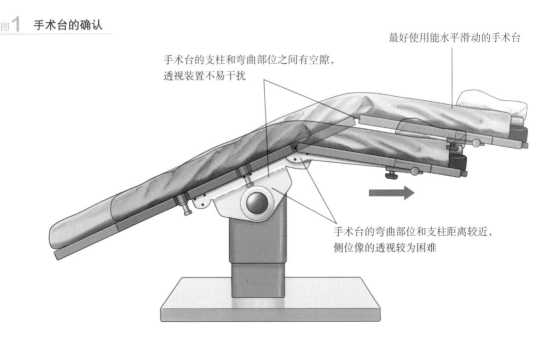

手术台的支柱和弯曲部位之间有空隙，透视装置不易干扰

最好使用能水平滑动的手术台

手术台的弯曲部位和支柱距离较近，侧位像的透视较为困难

髂骨翼、肋骨和椎间的位置关系：在 L_4/L_5 椎弓进行手术，通过普通 X 线正、侧位像确认髂骨翼是否影响手术，是否能够直接到达椎间。此外，上位腰椎进行手术时，要确认其和肋骨的位置关系。

腰大肌的形状：若腰大肌上移，腰神经丛可能会转向前方，植入融合器的前后宽度可能不够。特别对于脊椎后凸畸形和移行椎的患者来说，必须注意腰大肌上移等腰大肌的变化（图 2a）。

血管的形状、位置：确认以主动脉和下腔静脉为首的血管系统是否位于入路位置附近。特别对于伴有侧弯变形的旋转椎体，一定要记得椎体和血管的位置关系与普通情况不同（图 2b）。此外，术中如果要切除对侧的纤维环，不仅是入路处，术前也要确认对侧的血管位置（图 2c）。

上述因素不仅可以充分考虑预定实施 XLIF 的各椎间的安全性，还有助于综合判断入路位置。如果从哪一侧入路都可以，原则上从左侧入路。如果患者存在脊柱侧弯变形，一般来说，凹侧的 L_4/L_5 和髂骨翼不会干涉手术，大多数情况下只需要一个切口就能进行多个椎间的 XLIF 操作（图 3）。

⑤决定入路位置后，确认皮肤到腰大肌之间的肠道和肾脏是否会干扰手术。可能的话，术前整个腹部做 CT 检查。特别对于身材消瘦的老年女性来说，肠道可能会移至腰大肌的后方（图 4）。

⑥安装神经检测装置，事先告知麻醉医生要进行神经检测的操作。

图 2　MRI 横断面影像

a：腰大肌上移 1 例。这样的情况，很难经腰大肌入路进行 XLIF。

b：椎体发生旋转时，左、右腰大肌的形状不同，左、右神经丛的位置可能也存在差异。此外，椎体对于血管系统的位置也会发生变化。

c：如要切除对侧纤维环，需要注意对侧血管和神经丛等的位置。这个病例是从左侧入路，对侧的下腔静脉（V）稍微向后移动，因此切除对侧的纤维环一定要注意。

P：腰大肌；A：主动脉；V：下腔静脉

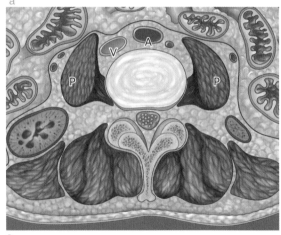

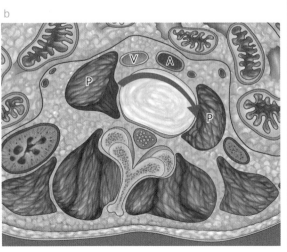

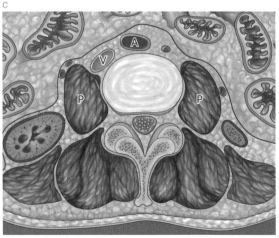

图3 决定入路位置

如果存在侧弯，L_4/L_5 椎弓凹侧不会被髂骨翼干扰，而且一个皮肤切口就可以进行多个椎间的操作。

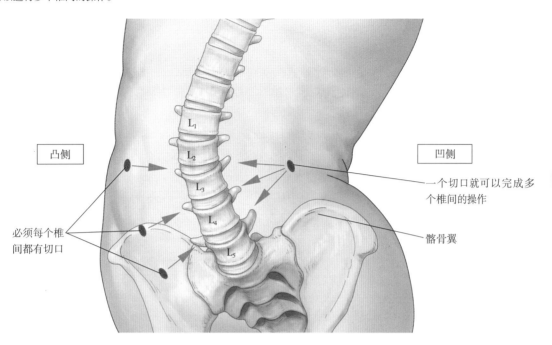

凸侧

凹侧

一个切口就可以完成多个椎间的操作

髂骨翼

必须每个椎间都有切口

极外侧椎体间融合术（XLIF）

图4 后腹膜腔的分离

钝性分离腹壁的肌群后，不要直接进入腰大肌（虚线），沿着腰方肌，从稍后的位置剥离，到达腰大肌（实线），可以避免损伤肠道。

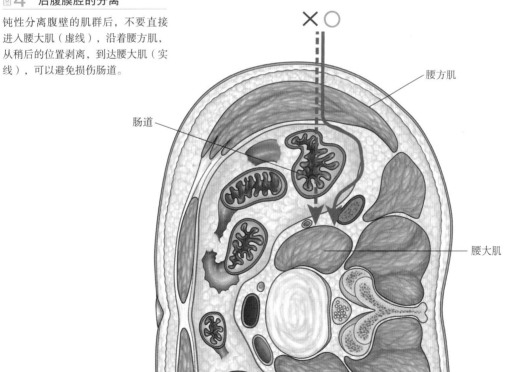

腰方肌

肠道

腰大肌

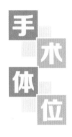

手术开始前的准备和术前计划相同，必须确保能够获得对于本手术成败非常重要的特别清楚的透视影像。

①按照术前准备让患者呈侧卧位。将手术台的 Jackknife 位的顶点设在大转子和髂骨翼中间附近的位置。用约束带将骨盆部位紧紧地固定在手术台上（图 5）。如果椎体伴有旋转，这时透视正位像确认后，调整需要进行矫正旋转的上半身，然后用约束带固定其胸廓。将下肢也固定后，呈 Jackknife 位。过度屈曲手术台可能会提高髂腰肌和腰神经丛的张力，因此最好不要这样做。

②主刀医生应站在患者的背侧，将透视装置和显示屏置于对侧。

③调整至能够获得手术椎间的正确的正、侧位像。这时，调整手术台的倾斜和旋转角度，使透视装置与地面保持垂直、水平的位置。正位像上，使椎弓根左右对称，并且可以清楚地看到终板。在透视下，确认椎间盘的位置，预计植入融合器的位置，在大致位置的皮肤上做好记号。

建议

● 在各椎间盘的前后方向用长线条标记后，从后方获得正位透视像时，可以作为与椎间平行入射的参考（图6）。

图 **5** 手术体位

右侧卧位的一个例子。首先用约束带固定骨盆的位置（A）。在透视正位像下，调整椎体，矫正旋转，固定胸廓（B）。固定大腿（C）、小腿（D）后，呈 Jackknife 位。

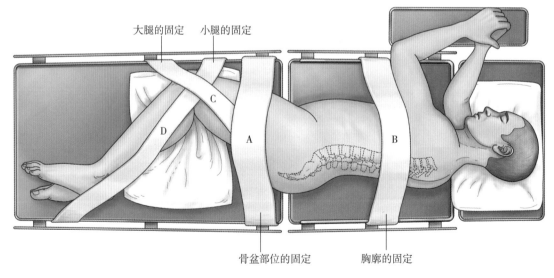

大腿的固定　小腿的固定

C

D

A

B

骨盆部位的固定　　　胸廓的固定

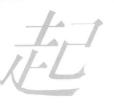

取骨~
后腹膜腔的
分离

取骨

根据需要，从髂骨采集松质骨和骨髓液等。在髂后上棘或髂前上棘稍微往后开一个几厘米的皮肤切口。用钻头在骨皮质上钻孔后，用锐匙等器械采集松质骨。若多个椎间需要固定，自体骨组织不够，还可以适当地填充人造骨。

建议

· 用人造骨填充时，为了促使骨愈合，同时采集自体骨的骨髓液来浸泡人造骨。

后腹膜腔的分离

在预定植入融合器的部位正上方增加一个横向或纵向的皮肤切口。当只有 1 个椎间需要固定时，笔者会在该椎弓正上方，2 个椎间则在其中椎体中央部位的正上方横向切开 4~5 cm，3 个椎间以上则连接预定植入位置，纵向切开皮肤（图 6）。

随后，逐层钝性分离腹外斜肌、腹内斜肌、腹横肌。分离腹横筋膜后，沿着腰方肌，稍微向背侧分离。这样损伤肠道的风险较低（图 4）。避开后腹膜腔的脂肪层，在直视下确认腰大肌肌腹。

图 **6**　做记号和皮肤切开（3 个椎间实施手术的例子）

边看透视仪，边描绘出椎体、椎间盘的位置、前缘、后缘，将预计的植入点（·）连接成一条线，切开皮肤（红线）。此外沿着各椎间盘的方向，用长线标记，参考透视正位像的入射方向，获得正确的正位像（蓝线）。

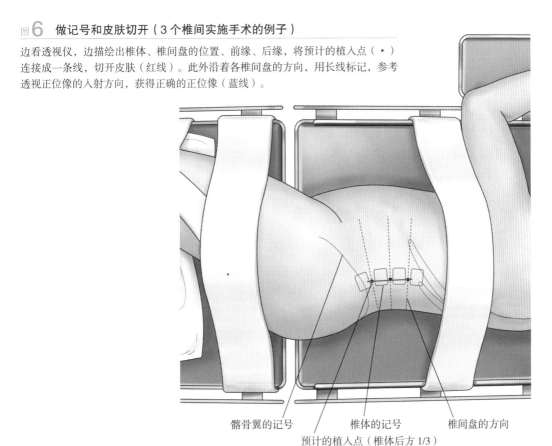

髂骨翼的记号　　椎体的记号　　椎间盘的方向

预计的植入点（椎体后方 1/3）

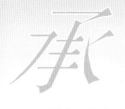

扩张器植入

　　植入透视装置，确认侧位像。以椎间盘后方 1/3 为基准，在腰大肌上安置第 1 根扩张器，在检测仪全方位确认的同时，进入腰大肌内。检查扩张器旁边或后方是否存在神经，通过向椎间盘内刺入导引导丝固定扩张器，慢慢地植入大号的扩张器。

开创器的安置

　　越过扩张器植入开创器，使用床轨夹暂时固定后，在侧位透视像下，确认前后方向的安置位置。用肌电图（electromyography，EMG）刺激器确认开创器内，特别是后方探针插入部位是否有反应。通过将探针插入椎间盘来将开创器固定在椎间盘上。开创器打开前方，确认植入融合器的空间（18 mm）是否足够。若空间不足，摘除椎间盘时可能会损伤前纵韧带，暂时拔掉探针，在开创器上夹 EMG 刺激用的医用别针，令助手缓慢松开床轨夹，在监视屏下，直视术野，将开创器向后移动几毫米，随后固定。在正、侧位像下，尽量使开创器与椎间盘平行（图 7）。

　　接着用刮刀等器械拨开术野残留的腰大肌，将前牵开器滑入前纵韧带前方，分离椎间盘侧方（图 8）。

建议

- 全方位检查扩张器时，缓慢地转动扩张器。
- 每次将扩张器仅仅压着椎间盘旋转，术野就不容易残留腰大肌。
- 安置开创器后，尽快将植入融合器之前的工作做完，可以预防术后出现神经症状。特别是对于 L_4/L_5 椎弓，安全区域会缩小，一定要多加注意。
- 直视术野，将开创器的位置后移时，将导引导丝再次刺入椎间盘，以此位置为基准较好。

图 **7** 开创器的安置

正位像（a）、侧位像（b）皆为尽量使开创器与椎间盘平行，另外还要确认开创器是否向前方或后方倾斜（c）。

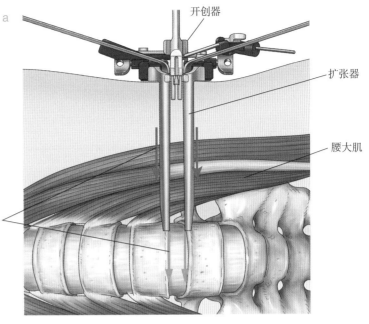

a

开创器

扩张器

腰大肌

使其与椎间盘平行

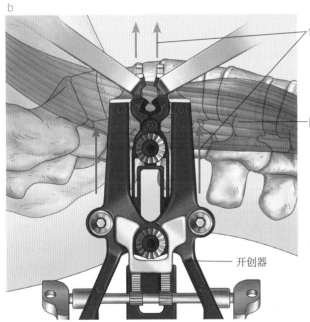

b

使其与椎间盘平行

腰大肌

开创器

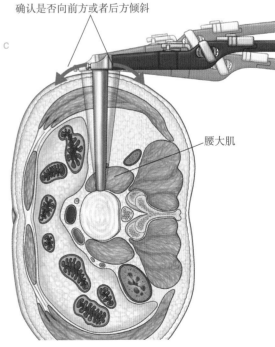

确认是否向前方或者后方倾斜

c

腰大肌

图 **8** 椎间盘的清理

a：安置开创器后，用刮刀拨开残留的肌层。

b：将前牵开器滑入前纵韧带前方，清理椎间盘。

将腰大肌的肌层从手边向
前方拨开

用拇指、示指和中指握紧刮刀

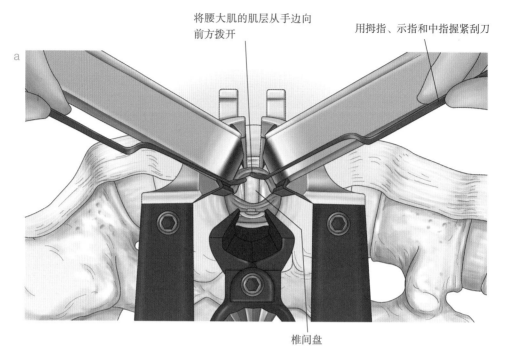

椎间盘

将前牵开器滑入前纵韧带前方

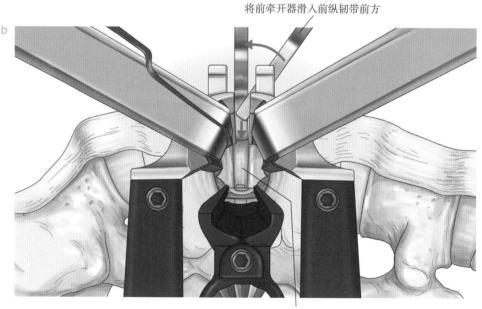

椎间盘

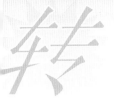

椎间盘摘除

椎间盘摘除~
植入TRIAL，
决定尺寸

用尖刃手术刀切入椎间盘，边从正位像确认，边沿着终板，用骨膜剥离子摘除软骨终板。

建议

● 摘除时，透视装置与椎间盘平行，获得正确的正位像，用骨膜剥离子等器具避免损伤骨性终板，这对于预防融合器下沉非常重要（图9）。若进入一侧的骨棘形成骨桥，需要用骨凿或圆头手术钳将其剥离后，插入骨膜剥离子。贯穿对侧的纤维环和骨棘有利于剥离椎间，但是考虑到对侧可能会存在血管和神经组织，操作时必须慎重。此外，一定要以与地面垂直的方向插入骨膜剥离子，确认其不向前方倾斜。

极外侧椎体间融合术（XLIF）

图9 椎间盘摘除

获得正确的透视正位像，注意不要损伤骨性终板。

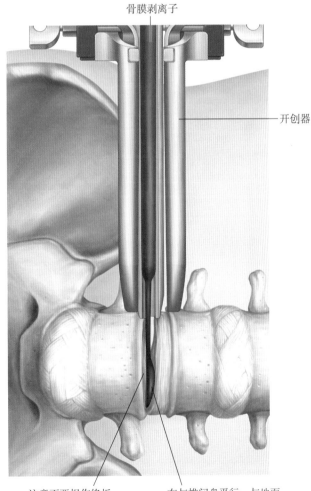

骨膜剥离子

开创器

注意不要损伤终板

在与椎间盘平行，与地面垂直的方向植入

植入TRIAL，决定尺寸

同样要注意不要损伤终板，与椎间盘平行依次植入 TRIAL。植入时会有阻力，从小到大依次植入 TRIAL，将其固定至不容易拔出的程度。最好不要过度扩大椎间，避免损伤终板或者导致融合器下沉。此外，要选择可以紧密连接椎体侧方的较长的融合器。植入合适尺寸的 TRIAL 后，在侧位透视像下确认前后方向的位置。

建议

● 髂骨翼和肋骨如果干扰操作，可以使用适度弯曲的骨膜剥离子或圆形刮匙清理椎间盘（图10）。向不适合的方向刮除，会损伤终板。

图**10** 椎间盘刮除

使用有角度的器具（a），即便髂骨翼等部位干扰操作，也能植入融合器（b、c）。

a：各类有角度的器具

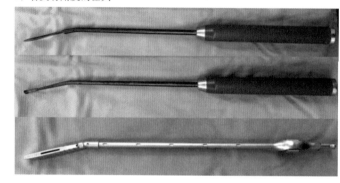

骨膜剥离子

圆形刮匙

TRIAL

b：用骨膜剥离子清理

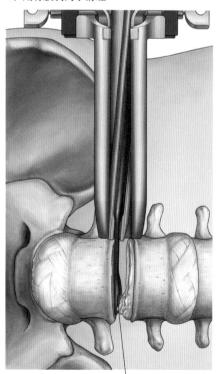

骨膜剥离子

c：植入 TRIAL

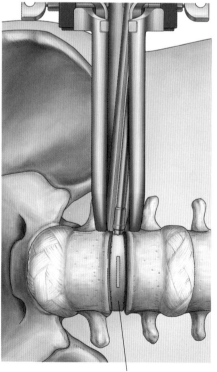

TRIAL

融合器植入

融合器植入~
缝合

　　决定要使用的融合器的尺寸，用自体髂骨、人造骨、骨髓液等填充融合器。笔者在进行多个椎间的手术时，会在融合器的左、右两侧各植入一个 1 cm 的方形羟基磷灰石·胶原蛋白复合体（refit），用骨髓液浸泡，残留的缝隙用自体骨充填（图 11）。

　　在椎间盘间隙放入滑动块，让助手握紧，然后植入融合器。在透视仪器下确认融合器的位置后，拔掉探针，接触开创器。

建议

- 植入融合器时，不要把融合器和滑动块一起置于更深的位置，或使其偏离造成终板损伤，慎重完成植入操作。

极外侧椎体间融合术（XLIF）

图 **11**　　**融合器植入**

在融合器左、右两侧各植入一个羟基磷灰石·胶原蛋白复合体（refit），用骨髓液浸泡。
用自体骨填充缝隙。

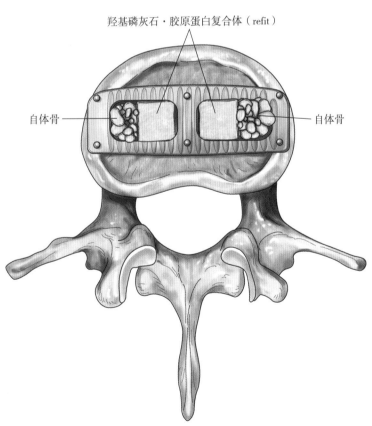

羟基磷灰石·胶原蛋白复合体（refit）

自体骨　　　　　　　　　　　　　　　　　　　　　　自体骨

缝合

根据需要留置引流管，缝合创处。

要点 建议

后方融合固定

- 原则上要同时进行后方融合固定操作。
- 根据手术创口和患者年龄等情况，决定要进行一期手术，还是要进行二期手术。笔者不管前方还是后方，3个椎间的手术只进行一期手术，3个椎间以上则间隔几天到1周，再进行二期手术。
- 对于需要进行变形矫正的脊柱变形患者，虽然要考虑变形的特征和程度，但通常会在腰椎部位，3个椎间进行XLIF，二期手术在L_5/S_1椎体实施并用腰椎后路椎体间融合术（posterior lumbar interbody fusion，PLIF）/经椎间孔入路的腰椎间盘摘除椎间融合技术（transforaminal lumbar interbody fusion，TLIF）的后方融合固定术。

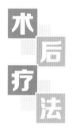

①若一期手术已经进行后方融合固定术，适应疼痛后，术后次日至术后2天可以逐渐开始坐、站立、步行及下床活动。

②在二期手术进行后方融合固定术时，等待手术期间可以步行去上厕所和洗漱。

③是否需要外固定及其种类按照一般的椎体间融合固定术来处理。对于要进行二期手术的成人脊柱变形的患者来说，二期手术后，患者需要佩戴硬腰部支具。

参考文献

[1]細金直文. 低侵襲側方アプローチによる椎体間固定法XLIF法 [J]. 脊椎脊髄ジャーナル，2014，27：645-653.

[2]AHMADIAN A, DEUKMEDJIAN A R, ABEI N, et al. Analysis of lumbar plexopathies and nerve injury after lateral retroperitoneal transpsoas approach：diagnostic standardization[J]. J Neurosurg Spine，2013，18：289-297.

[3]PAPANASTASSIOU I D, ELERAKY M, VRIONIS F D. Contralateral femoral nerve compression：An unrecognized complication after extreme lateral interbody fusion（XLIF）[J]. J Clin Neurosci，2011，18：149-151.

治疗腰椎退变性侧弯的微创腰椎斜外侧入路椎间融合术（OLIF）

山梨大学医学部骨科学　**江帆重人**

适应证

①有腰椎后路椎间融合术（posterior lumbar interbody fusion，PLIF）的手术史，即适合减压固定融合术、矫正融合固定术等。

②退变性滑脱症、退变性侧弯以及必须进行固定操作的腰椎椎管狭窄症。

③脊柱后凸、脊柱后侧弯等成人脊柱变形症。

④实施此项手术的高度为腰椎的高度，但是目前 L_5/S 椎间不适合此项手术。

⑤比较适合 2~3 个椎间固定的手术，是否适合 1 个椎间存在争议。

术前模拟

术前准备	● 进行腹部CT检查，确认结构是否有异常 ● 确认以往是否进行过腹部手术，判断是否能够进行手术
手术体位	● 最适合的是右侧卧位 ● 减小腹压 ● 安置C臂机并确认
皮肤切开	● 掌握方向
腰大肌附近的分离	● 将腰大肌被膜上的组织认真剥离下来
腰大肌和腰小肌的分离	● 从腰大肌和腰小肌之前进入椎间盘
椎间盘显露	● 使用专用椎板拉钩预先分离椎间盘
椎间盘入路	● 在与椎间盘平行的位置安置腹部牵开器
椎间盘摘除	● 能够准确地确认椎间盘
融合器植入及引流管植入	● 进行椎间盘内的操作时，避免损伤终板等部位
缝合及后方手术	● 必须留置引流管

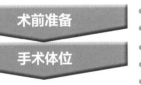

起
承
转
结

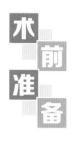

①再次确认临床诊断，对于腰椎退变性侧弯是否适合实施微创腰椎斜外侧入路椎间融合术（oblique lateral interbody fusion，OLIF）。

②利用影像学诊断（普通 X 线、MRI、CT 检查）来掌握病情，确认是否与临床诊断一致。椎间盘突出不适合实施 OLIF，因此使用 MRI 确认是否存在椎间盘突出，同时确认椎间盘突出与症状没有关系。

③使用腹部 CT 确认是否存在血管走行异常等畸形及肾后结肠。为了避免术中出现损伤，也要详细确认脊髓段动脉的走行。

④再次检查既往病史等全身状态，确认是否曾经做过腹部手术。

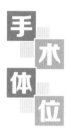

①选择手术体位时，如果从下腔静脉一侧入路，损伤腔静脉的风险较高，因此基本都从主动脉一侧入路。因此手术时，患者要呈右侧卧位。手术体位和 C 臂机的设置非常重要。首先在侧位像上确认，尽量让患者保持正侧卧位，然后用约束带固定（图 1）。

②实施 OLIF 手术时，基本上手术床呈延展位，对于脊柱侧弯、L_4/ L_5 椎间盘的入路被骨盆阻碍等患者来说，也会根据需要使患者呈 Jackknife 体位。

③还需要考虑到，固定体位在生理上会导致腰椎前凸。腋窝、股骨大转子、膝关节、踝关节部位垫垫子减压，髋关节和膝关节轻度屈曲位。

④腹部塞入海绵，调整脊椎准线后，即便剥离腹膜后，也会出现手术空间不足的状况，因此注意不要压迫腹部。

⑤用约束带将躯体牢牢固定在手术台上，在消毒前，设置好 C 臂机。

图1 手术体位

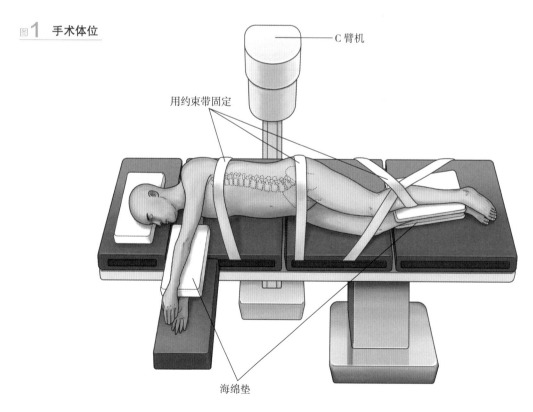

C 臂机

用约束带固定

海绵垫

正确地判断椎体、椎间盘

- 进行手术的椎间盘设为坐标轴的中心，以此决定手术体位。

- 能够在透视下正确判断椎体和椎间盘是最重要的。椎体在正位像下，使左、右椎弓根和棘突之间的距离相等。

- 在侧位像下，通过上下移动手术床的头、尾两侧，尽可能确认椎间盘是否垂直。适当调整，改变手术床的倾斜度。

注意事项

- 如果椎体发生旋转，坐标轴的设定就会比较困难。因此，需要将每一个椎间调整到良好的状态。即便椎体有一点点旋转，也会无法正确安置融合器，因此尽量将椎体调整到良好的状态。

治疗腰椎退变性侧弯的微创腰椎斜外侧入路椎间融合术（OLIF）

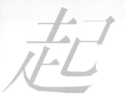

皮肤切开

◀ **皮肤上做记号**

用 C 臂机进行 X 线透视的同时，将椎体和椎间盘的位置标记在皮肤上。同时决定皮肤切口的位置（图 2a）。

建议 | 掌握方向

● 预先将椎体和椎间盘的位置标记在皮肤上，有一个大体印象。首先在皮肤上掌握方位。

◀ **皮肤切开**

在距离椎体前缘 2 横指腹侧将皮肤纵向切开 6~10 cm（图 2b、c）。

图 **2** **皮肤切开** a：做标记

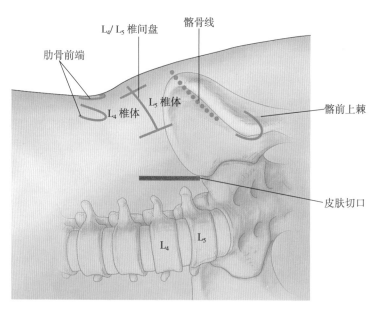

L₄/ L₅ 椎间盘
髂骨线
肋骨前端
L₅ 椎体
髂前上棘
L₄ 椎体
皮肤切口
L₄   L₅

b：1 个椎间高度的皮肤切口   c：2 个椎间高度的皮肤切口

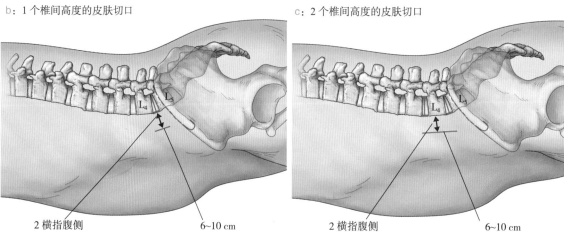

L₄ L₅

2 横指腹侧   6~10 cm   2 横指腹侧   6~10 cm

建议 皮肤切口尽量长一点

- 为了准确掌握方位，皮肤切口长一点较好。皮肤切口的长度不会影响患者术后症状，重要的是，确保充分的操作空间，安全地进行手术。
- 特别是对于前方入路手术经验较少的主刀医生来说，更需要长一点的切口，这样便于观察术野，较长的皮肤切口也是OLIF的优点。

肌层的分离

用手术电刀分离皮下组织后（图 3a），按照肌肉纤维的方向，钝性分离腹外斜肌（图 3b）、腹内斜肌（图 3c）、腹横肌（图 3d）。

图 **3**

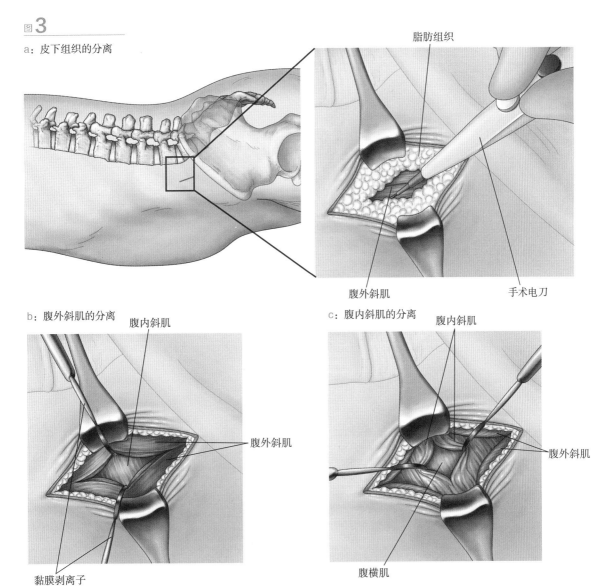

a：皮下组织的分离

脂肪组织

腹外斜肌　　　　手术电刀

b：腹外斜肌的分离　　腹内斜肌

腹外斜肌

黏膜剥离子

c：腹内斜肌的分离　　腹内斜肌

腹外斜肌

腹横肌

治疗腰椎退变性侧弯的微创腰椎斜外侧入路椎间融合术（OLIF）

215

图 **3** 肌层的分离

d：腹横肌的分离

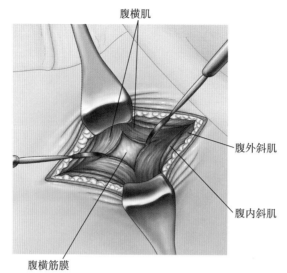

腹横肌

腹外斜肌

腹内斜肌

腹横筋膜

e：腹横筋膜的分离

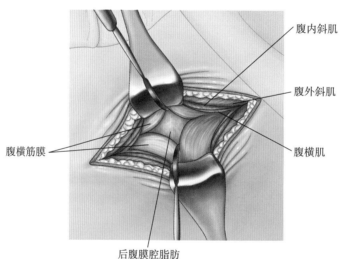

腹内斜肌

腹外斜肌

腹横肌

腹横筋膜

后腹膜腔脂肪

腰大肌附近的分离

◀后腹膜腔、腰大肌附近的分离（图4）

切开腹横筋膜，确认脂肪组织后，即为后腹膜腔。在椎体突出位置分离腹横筋膜后，进入后腹膜腔就会变得非常容易（图3e）。随后，将腹膜前的脂肪组织和腹膜沿着腰方肌一起分离时，用手指像是擦掉腰方肌一样将其剥离。手指无法剥离时用手术钳。分离后，用指尖触探横突，作为标识。随后找到腰大肌，将其被膜上的组织仔细剥离下来，完全分离肌肉纤维。

建议

认真分离膜状组织（图4）

- 认真将腰大肌表面的膜状组织剥离，最重要的是充分分离腰大肌纤维。如果没有完全剥离这部分组织，内部可能会包含输尿管和肠道，导致并发症的出现。

注意事项

- 比起L_3/L_4和L_4/L_5突出，L_2/L_3突出不容易完全分离。L_2椎体突出，降结肠和横结肠位置固定，且与肾脏等周围的组织强力粘连，因此腹膜的可移动性较差，剥离较为困难。
- L_2/L_3突出的腰大肌侧面有输尿管走行，因此要完全剥离腰大肌和腹膜，避免损伤输尿管。

图4 后腹膜腔、腰大肌附近的分离

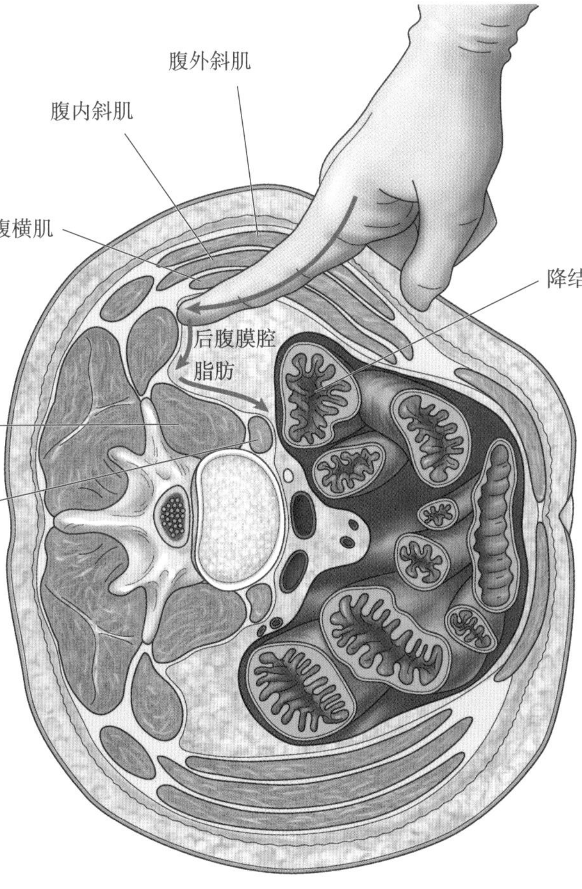

a
腹外斜肌
腹内斜肌
腹横肌
降结肠
后腹膜腔
脂肪
腰大肌
腰小肌

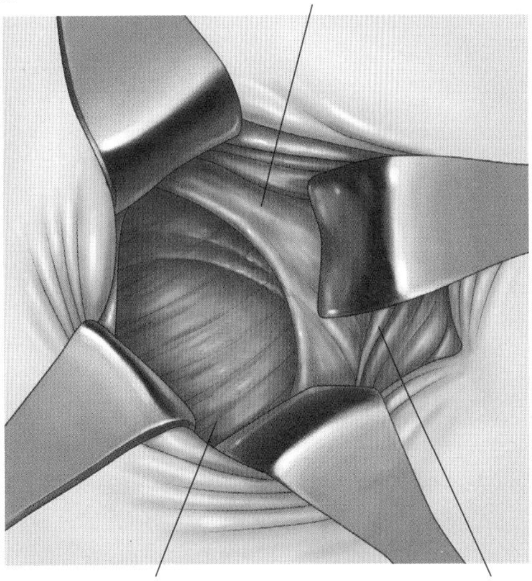

b
认真剥离腰大肌表面的膜状组织
腰大肌
腹膜

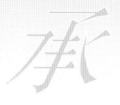

腰大肌和腰小肌的分离（图5）

腰大肌和腰小肌的分离~椎间盘显露

确认腰大肌和腰小肌后，将腹膜向腹侧完全剥离，确保能够提供一个安全的操作空间。

> **建议** 注意大腿前面的症状
> - 侵入腰大肌后，会出现一定程度的乏力及疼痛、感知低下等大腿前面的症状。
> - OLIF也会出现大腿前面的症状，但是因为要从腰大肌和腰小肌之间进入椎间盘，所以可能会抑制对腰大肌的侵袭。

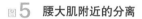 **图5 腰大肌附近的分离**

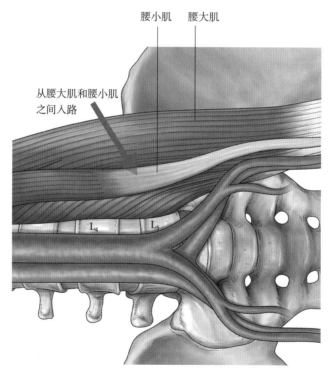

腰小肌　腰大肌

从腰大肌和腰小肌之间入路

L₄　L₅

椎间盘显露（图6、图7）

从腰大肌和腰小肌之间进入椎间盘。使用专用的椎板拉钩将腰大肌向背侧、腰小肌向腹侧分离，显露椎间盘。

建议

椎间盘的分离

● 安置腹部牵开器之前，先分离椎间盘会让后续的操作更加顺利，因此这时需要对椎间盘进行一定程度的剥离。

图6 腰大肌的分离和椎间盘显露

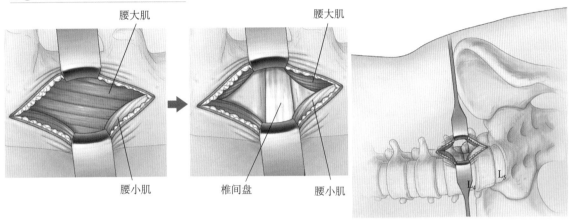

腰大肌　腰大肌

腰小肌　椎间盘　腰小肌

图7 椎间盘显露之前的路径

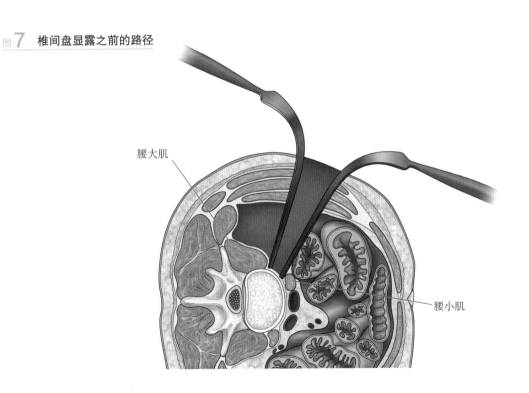

腰大肌

腰小肌

219

椎间盘入路

◀ 向椎间盘刺入导丝（图8a）

使用 C 臂机确认椎间盘的前缘、后缘。决定安置融合器的目标部位，向椎间盘刺入导丝。

◀ 用扩张器分离，安置腹部牵开器

将刺入椎间盘的导丝与扩张器重合（图 8b）。然后将扩张器和腹部牵开器重合，与固定用的机械臂连接（图 8c、d）。边从 C 臂机确认，边将腹部牵开器固定，安置在与椎间盘平行的位置。

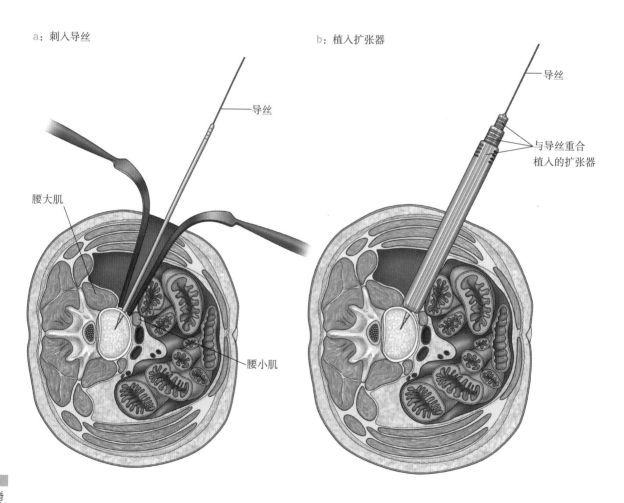

a：刺入导丝

b：植入扩张器

导丝

腰大肌

腰小肌

导丝

与导丝重合植入的扩张器

图 **8** 从椎间盘入路

c：植入腹部牵开器

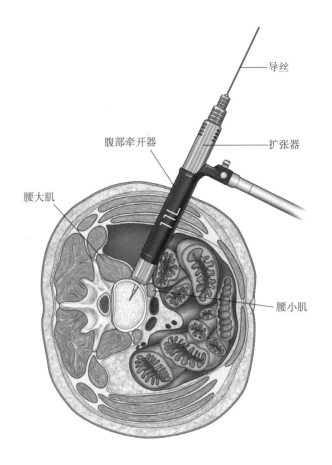

导丝

腹部牵开器

扩张器

腰大肌

腰小肌

d：连接固定用的机械臂

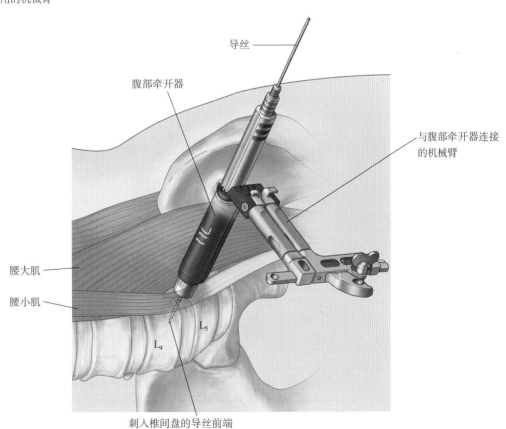

导丝

腹部牵开器

与腹部牵开器连接的机械臂

腰大肌

腰小肌

L$_5$

L$_4$

刺入椎间盘的导丝前端

◀◀ 使用专用钉固定腹部牵开器（图9）

在透视下，确认应该将钉子刺入哪里，使用专用钉固定腹部牵开器。

> **建议**
>
> 注意不要损伤脊髓段动脉
>
> - 若椎体终板附近分布骨棘，钉子就会偏离预计刺入的位置，滑向椎体中央，无法准确刺入。这时，注意不要损伤椎体中央附近的脊髓段动脉。
> - 术前一定要用MRI确认脊髓段动脉的位置。
> - 对于L_4/L_5来说，L_5椎体上不存在脊髓段动脉，一般来说比较安全，因此推荐固定L_5椎体。将钉子刺入L_4椎体后，张开腹部牵开器时，会受到髂骨的影响，操作时一定要注意。

 9 腹部牵开器的固定

a：刺入专用钉　　　　　　　　　　　　　　　　　　b：拔除腹部牵开器

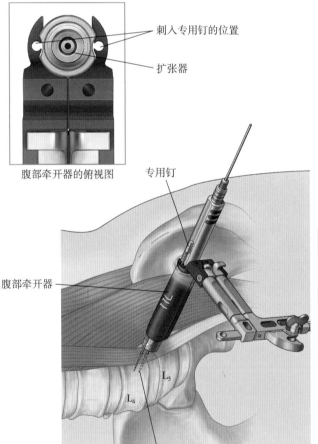

刺入专用钉的位置

扩张器

腹部牵开器的俯视图

专用钉

腹部牵开器

L_5

L_4

专用钉的前端

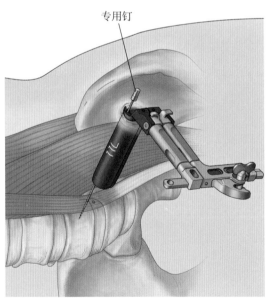

专用钉

制作椎间盘入口（图10）

张开腹部牵开器，将腰大肌向腹侧分开，并固定。这样可以确保足够的操作空间。随后用C臂机确认椎间盘的前后位置后，确认方位。

电凝、分离椎间盘周围的软组织，使用专用的手术刀打开入口。

建议

确保操作空间

● 电凝椎间盘前面的软组织可以止血，让操作更容易。

● 尽量去除入口上、下终板的软组织，掌握骨组织的状况，这样会更容易确认方位。

椎间盘从终板剥离（图11）

从侧位透视像下，使用骨膜剥离子将椎间盘从椎体终板剥离。

图10　椎间盘入口的制作

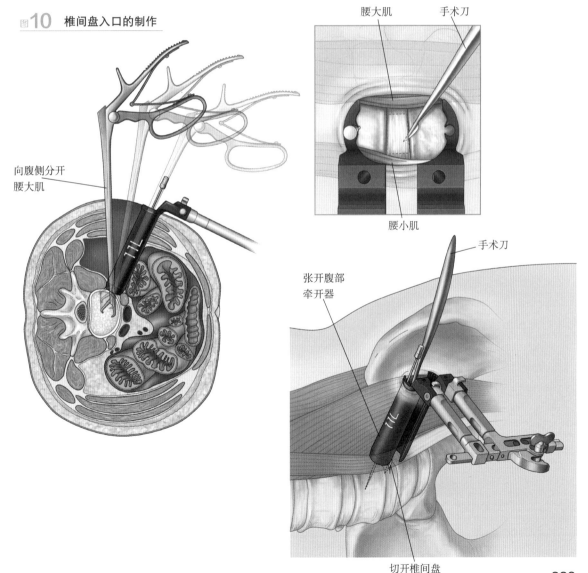

腰大肌　手术刀

腰小肌

手术刀

向腹侧分开腰大肌

张开腹部牵开器

切开椎间盘

223

- 一定要保持腹部牵开器与终板平行（图11）。
- 椎间盘摘除时，避免骨膜剥离子损伤终板。
- 无法用剥离子在终板上进行剥离操作时，如果强行操作会损伤终板，因此用骨膜剥离子弯曲的一侧滑过终板剥离椎间盘较好。

椎间盘摘除（图12）

随后认真摘除椎间盘组织。使用锐匙或圆形刮匙，将到对侧为止的椎间盘全部摘除，不要有任何残留。

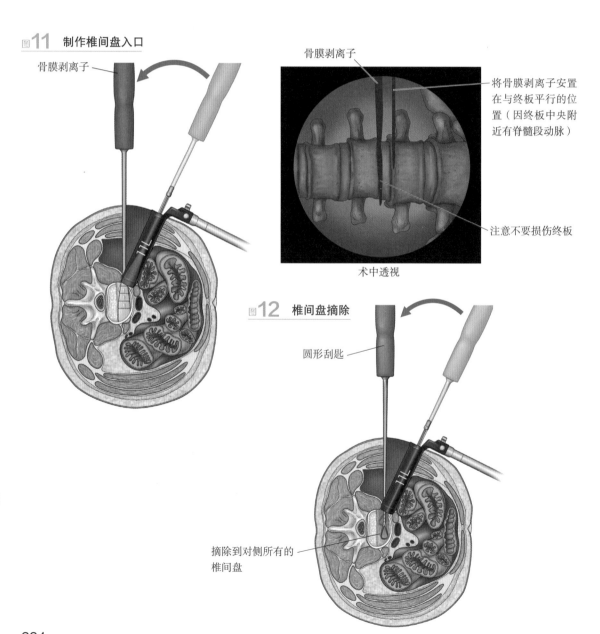

图**11** 制作椎间盘入口

骨膜剥离子

骨膜剥离子

将骨膜剥离子安置在与终板平行的位置（因终板中央附近有脊髓段动脉）

注意不要损伤终板

术中透视

图**12** 椎间盘摘除

圆形刮匙

摘除到对侧所有的椎间盘

融合器植入

融合器的选择在于长度和高度。将融合器试模植入椎间，如果拔出时遇到阻力，那么这个高度就是合适的（图 13a）。融合器的长度由 C 臂机得到的融合器的标记和椎体的宽度决定。

用移植骨块填充融合器，然后接上专用的把持器（图 13b）。

斜着植入融合器，植入一半之后，改变方向，朝向椎体的左右方向而不是椎管的方向（图 13c）。

图 **13**　融合器植入

a：植入试模

b：用移植骨块填充融合器，连接把持器

c：植入填充了移植骨块的融合器

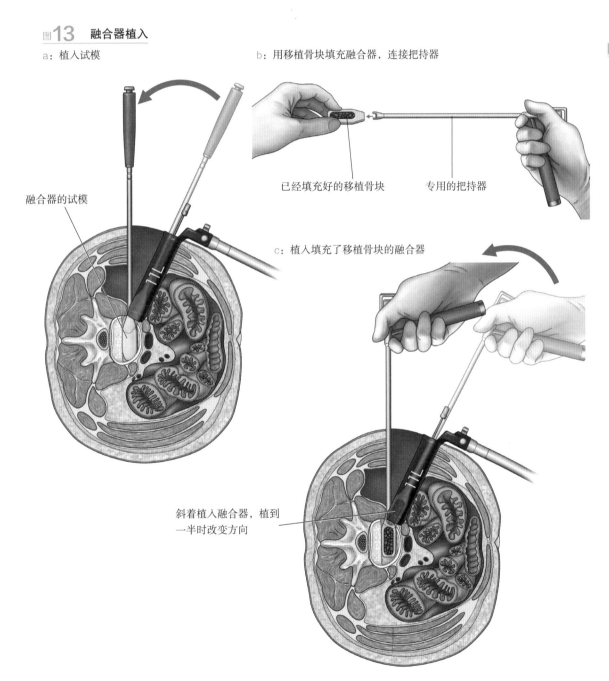

融合器的试模

已经填充好的移植骨块

专用的把持器

斜着植入融合器，植到一半时改变方向

植入融合器时

- 植入融合器时，如果融合器从防护物偏移，就可能会损伤终板。植入时要使用透视装置随时进行确认。
- 对于椎间角较大的患者来说，如果选择的融合器过大，植入时会向前方移动。因此，对于椎间角较大的患者，要选择比椎间盘后方高度较低的融合器。

注意事项

- 特别是对于L$_4$/L$_5$椎间盘来说，斜着植入融合器后，无法完全改变方向时，需要将融合器从椎间孔突出。

引流管植入

OLIF 可能会损伤输尿管，为了检测是否出现并发症，植入引流管较好。

必须植入引流管

- 严重的手术并发症有肠道损伤和输尿管损伤。即便手术过程中没有发现这些并发症，术后也可能会出现。发现越晚，患者的状态也就越差。因此，植入引流管可以起到检测作用。

缝合（图14）

为了预防腹壁切口疝，必须严密地缝合创处。要特别注意腹外斜肌筋膜的缝合。

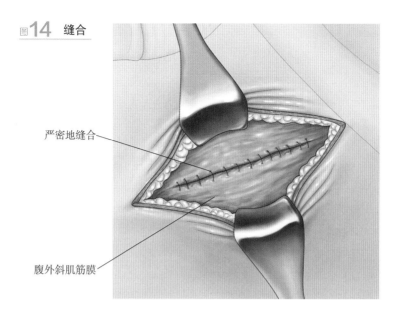

图14 缝合

严密地缝合

腹外斜肌筋膜

治疗腰椎退变性侧弯的微创腰椎斜外侧入路椎间融合术（OLIF）

后方手术

变换体位，在俯卧位下，经皮植入椎弓根螺钉（percutaneous pedicle screw，PPS)。

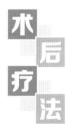

①手术次日拔掉引流管后，可以下床活动。
②佩戴 3 个月的软腰部支具。

参考文献 ......

[1]OHTORI S, MANNOJI C, ORITA S, et al. Mini-open anterior retroperitoneal lumbar interbody fusion：oblique lateral interbody fusion for degenerated lumbar spinal kyphoscoliosis[J]. Asian Spine J，2015，9：565-572.

[2]ORITA S, INAGE K, SAINOH T, et al. Lower lumbar segmental arteries can intersect over the intervertebral disc in the oblique lateral interbody fusion approach with a risk for arterial injury：Radiological analysis of lumbar segmental arteries by using magnetic resonance imaging[J]. Spine（Phila Pa 1976），2017，42：135-142.

[3]江幡重人，大場哲郎，波呂浩孝. LLIFを安全に行うための大切なポイント[J]. J Spine Res，2017，8：1098-1105.

[4]EBATA S, et al. Integrated anatomy of the neuromuscular, visceral, vascular, and urinary tissues with MRI for a surgical approach to lumbar lateral interbody fusion in the presence or absence of spinal deformity[J]. J Spine Res，2018（Submitted）.

[5]ABE K, ORITA S, MANNOJI C, et al. Perioperative complications in 155 patients who underwent oblique lateral interbody fusion surgery：perspectives and indications from a retrospective, multicenter survey[J]. Spine（Phila Pa 1976），2016，42：55-62.

马尾肿瘤切除术

久留米大学医学部骨科学　**山田　圭，佐藤公昭**

适应证

①患者实施保守疗法后，出现疼痛的症状，特别是夜间痛。仰卧位时，疼痛加剧，老年患者因为疼痛难忍夜间来回走动被家人看到后，会被误认为梦游。

②马尾神经受压导致间歇性跛行或步行时下肢疼痛加剧。

③对于症状不明显、间歇性发作的患者，必须严格观察症状的变化、神经感觉的异常等。每0.5~1年定期复查MRI，监测肿瘤的大小。

术前模拟

起

术前准备
- 确认肿瘤的位置
- 评估肿瘤转移的范围，在横截面做局部的评估

手术体位
- 患者呈俯卧位，使用四点式腹部支撑架减小腹压，减小髂骨的压力
- 术前进行X线检查，确认手术位置

皮肤切开
- 尽量保留后方部位
- 在骨膜下剥离椎旁肌，从肌间灼烧止血

椎旁肌的分离
- 和椎板切除术一样，从正中切开

承

椎板切除
- 切除扩散肿瘤的位置的椎板，切除部分与此椎板相邻的椎板
- 保留关节突关节内侧的1/3以上，可能的话，显露肿瘤侧的硬膜外缘

术中超声评估
- 用生理盐水注满术野，术中用超声再次确认是否完全显露包含肿瘤范围的硬膜

转

硬膜、蛛网膜切开
- 在肿瘤没有扩散的椎板，将硬膜切开2 mm。随后，使用微型镊子向左右分离，钝性切开硬膜
- 切开硬膜后，在两侧的硬膜上（可能的话蛛网膜也一起）2~3个特定的部位穿过6-0 proline缝线，断裂的部位垂向创处两侧，用缝线适度牵拉

切除肿瘤
- 将肿瘤从粘连的马尾神经剥离下来，尽量保留马尾神经
- 确认连接在肿瘤头侧和尾侧的马尾神经后，切除肿瘤

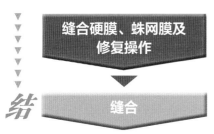

缝合硬膜、蛛网膜及修复操作

- 为了预防脑脊液渗漏，要连续缝合硬膜
- 使用可吸收性组织加固材料（聚羟基乙酸）修复
- 术后留置持续吸引的引流管（依照大气压使用）

结 | 缝合

- 不透水式连续缝合

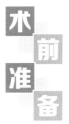

①问诊：确认最担心的是什么症状，是否疼痛，是否有行走功能障碍，夜间疼痛是否增强，走起来是不是会减轻疼痛，是否存在排尿功能障碍。

②术前诊断：神经学诊断是否存在肌肉力量下降、出现感觉障碍。另外，还要确认前屈和后伸是否会加重病症。

③术前知情同意：患者对手术效果的期望非常高。术前的症状越强烈，期望越高。事实上手术中做的就是给神经减压，减压后神经能否恢复到以前的状态，取决于神经自身的恢复能力，个体差异较大。反之，如果神经出现了肿瘤，大部分患者需要将肿瘤和神经一起切除。另外，必须将肿瘤周围粘连的马尾神经剥离。因此，术后可能会出现术前没有的疼痛、麻痹、肌肉力量降低（暂时性或者持续性）、排尿功能障碍（程度从排尿功能障碍到尿闭）等新的症状。症状的缓解存在个体差异，必须和患者说明，术后反而可能会出现上述症状。此外，如果患者的其他脊椎椎体存在多发神经鞘瘤，也需要和患者说明，肿瘤有复发的可能。

④诊断肿瘤位置：正确地诊断肿瘤的位置。对于腰椎肿瘤来说，肿瘤可能会在腰骶移行部与移行椎合并，存在误判位置的危险。

⑤在横截面上熟悉肿瘤的位置关系：根据 MRI 拍摄的横截面影像确认在马尾的腹侧、背侧、左侧、右侧是否分布不均。此外，仔细观察肿瘤是否扩散到椎间孔部位。可能会形成沙漏的样子，一定要仔细观察。

⑥脊髓造影检查：对于病情不是那么严重、可以进行脊髓造影的患者来说，术前进行脊髓造影检查，可以与 CT 脊髓造影检查一起确认肿瘤的位置。对于肿瘤扩散到腰骶移行椎的患者十分有利。根据脊髓造影呈现的肿瘤形式不同，可能能够确认其是否向头、尾两侧扩散。

⑦MRI 造影：若从脊髓圆锥到马尾神经的肿瘤较大，还可能是室鼓膜瘤，这时需要用 MRI 造影进行诊断。

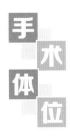

①做腰椎椎体手术时，使用面部专用软垫（Prone View 软垫）（图 1）。俯卧位下使用面部软垫时，护士要确认前额是否完全置于软垫上，以及是否压迫眼球。根据患者的体型，颈部有可能过度前屈，因此可能需要调节面部软垫的高度。

②腹部使用腹部支撑架（脊椎外科用手术支架），减小心窝和腹部的压力。此外，注意不要因为腹部受压导致硬膜出血量增加。持续压迫髂前上棘有引发术后股外侧皮神经疼痛的危险，因此尽管位于软垫上，一定要确认没有直接持续压迫髂前上棘。术后，有时也会让护士帮忙减压（每 1~2 h 进行 1 次）。

③腰椎手术一般会在肩关节外旋的体位下进行。直接压迫腋窝及肩关节向外旋转 90° 以上后，会有因为末梢神经功能障碍导致术后手部麻痹的危险。因此，尽可能将肩关节接近 90° 屈曲，呈轻度外旋体位。

马尾肿瘤中，最多的肿瘤组织类型就是神经鞘瘤。本章将手术对象设定为第 2~3 腰椎椎体的神经鞘瘤，然后进行讲解。

图 1 手术体位

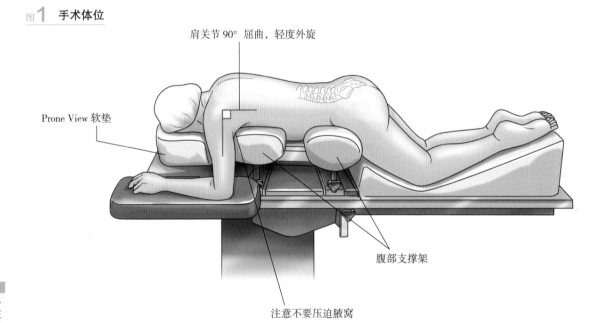

肩关节 90° 屈曲，轻度外旋

Prone View 软垫

腹部支撑架

注意不要压迫腋窝

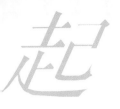

皮肤切开

皮肤切开和椎板切除术一样，从正中切开皮肤。将手术椎体的椎板和上、下棘突置于一个术野。

椎旁肌的分离

首先分离一侧的椎旁肌。分离的范围是，有肿瘤的椎板及其头、尾两侧各1个椎板。

建议

剥离椎旁肌时，尽量减少出血

• 从需要分离的椎弓棘突前端剥离1 cm的椎旁肌后，将其分离。多裂肌走行在椎旁肌内侧，从乳突开始到上位椎体的棘突为止。从棘突前端的肌肉剥离部位开始，经过棘突的侧壁，向椎弓的方向滑过镊子，确认椎旁肌的范围。随后植入骨膜剥离子，将椎旁肌向骨膜下剥离、分离（图2a）。使用双极电凝，首先在椎板，然后在椎间隙内灼烧剥离残留的椎旁肌，同时将其剥离，单侧分离至肿瘤所在位置的头、尾侧各1个椎板为止（图2b）。随后将已经分离的术野内的棘突保留1~2 cm，其余部位用骨凿切除（图2c）。尽量保留棘上韧带和棘间韧带，剥离对侧的椎旁肌，分离至椎板及关节突关节的位置。

图2 **腰椎的分离**

a：单侧椎旁肌的剥离

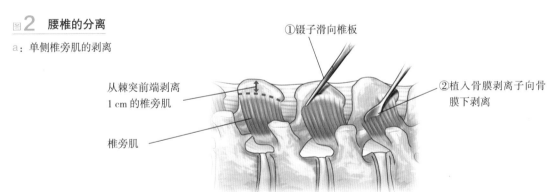

①镊子滑向椎板

从棘突前端剥离
1 cm的椎旁肌

②植入骨膜剥离子向骨膜下剥离

椎旁肌

b：单侧腰椎的分离

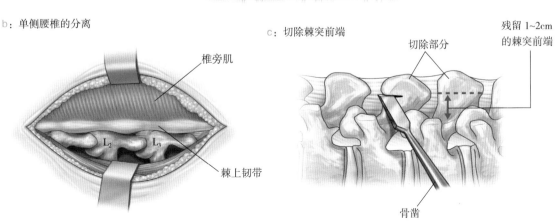

椎旁肌

L₂　L₃

棘上韧带

c：切除棘突前端

残留1~2cm
的棘突前端

切除部分

骨凿

231

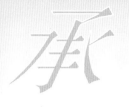

椎板切除

笔者通常会将椎板全部切除。根据肿瘤的大小，会将切除范围扩大至肿瘤椎板的头、尾两侧的椎板（图3）。注意椎板切除的外侧缘不要超过关节突关节内侧1/3。如果要切除头侧的部分椎板，因为黄韧带附着在头侧椎板的腹侧，因此在附着黄韧带的状态下，若用Kerrison咬骨钳能够切除部分椎板，就会降低损伤硬膜的风险。

也有的患者因为肿瘤的大小及分布不均匀，导致需要切除单侧椎板。遇到从椎间孔扩散到外侧的沙漏状肿瘤时，可以在肿瘤一侧进行成骨椎板切除术（将椎板复位）。进行成骨椎板切除术时，需要将附着在将要切除椎板的上、下端的黄韧带切断。使用金刚钻或Kerrison咬骨钳，将椎板上端和下端切除1~2 cm较好。这样就与需要切除椎板的棘突正中的高度一致，从椎板腹侧穿过线锯引导装置（或者引导装置的塑料导管），将线锯放入引导装置中，通过椎弓腹侧。随后用金刚钻在棘突钻2个孔，这样在椎弓复位时，就可以用可吸收的缝线将其固定。随后，用线锯切断棘突正中部位，接着从椎板上端向椎孔将线锯引导装置穿过关节棘突间的椎弓腹侧。随后在引导装置中植入线锯，通过人为脱离椎体的操作，来切断椎体关节突（图4a）。用骨凿切断也可以。接着使用手术电刀将要切断的椎板一侧的关节突切断。将附着在椎板腹侧的黄韧带从椎弓剥离，摘除椎板。神经根位于下位椎板的上关节突的腹侧（图4b）。

复位椎板时，尽量将棘突和关节突的骨切除部分正确地连接在一起（图4c）。随后，通过在棘突穿的2个孔，固定棘突。可以的话，尽可能将切断的关节囊缝合起来。

肿瘤无论不均匀分布在左右哪一侧，都需要将椎板切除至露出硬膜外缘的程度，但是这种情况下依然不要超过关节突关节内侧的1/3。

图3 椎板切除

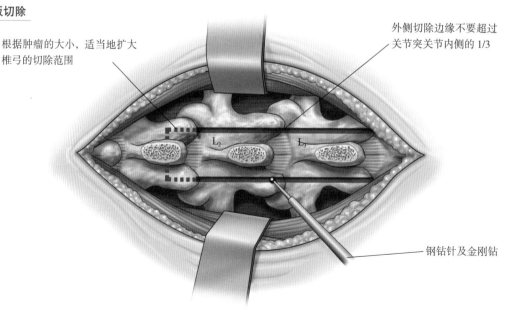

根据肿瘤的大小，适当地扩大椎弓的切除范围

外侧切除边缘不要超过关节突关节内侧的1/3

L_2 L_3

钢钻针及金刚钻

图4　成骨部分椎板切除术

a：棘突和椎板的削骨

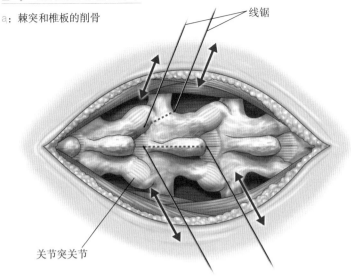

线锯

关节突关节

b：显露硬膜和神经根

硬膜

显露下位椎体的上关节突腹侧的神经根

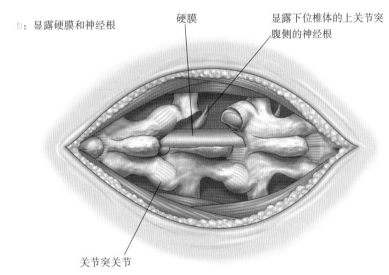

关节突关节

c：椎板的复位

把削过的骨缝对齐

尽量缝合关节囊

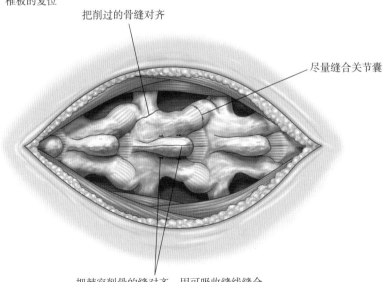

把棘突削骨的缝对齐，用可吸收缝线缝合

术中超声评估

切除椎弓，尽可能切除黄韧带后，需要确认是否能够露出作为预计肿瘤范围的硬膜范围。若肿瘤的体积较大，只要用剥离子触探硬膜也可以根据肿瘤的硬度确认高度，但是术中使用超声装置，可以有效确认肿瘤存在的椎板及是否完全切除椎板。

建议

术中用超声来确认肿瘤的存在

● 术中使用超声确认时，要在术野充满生理盐水。随后清洁超声探头，在探头上套一个涂满凝胶的塑料壳，随后插入充满生理盐水的术野。确认显露出的硬膜之下是否有肿瘤（图5）。如果发现被黄韧带、椎弓遮盖，还要继续切除椎板。与术前的图像诊断相比，可移动性较强的神经鞘瘤会发生变化，因此术中用超声进行确认非常有必要。

图**5** 术中超声操作

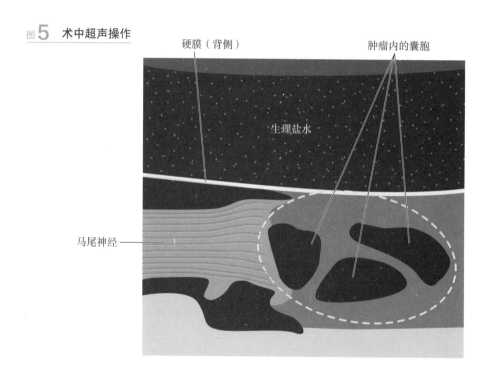

硬膜（背侧）

肿瘤内的囊胞

生理盐水

马尾神经

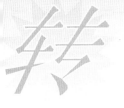

硬膜、蛛网膜切开

硬膜、蛛网膜切开～
　缝合硬膜、蛛网膜及修复操作

硬膜的操作要尽量在显微镜下的不出血的术野进行。椎旁肌的出血可以用双极电凝灼烧止血，椎板的切除部位可以涂抹骨蜡止血。在椎板切除边缘及椎旁肌上从两侧覆盖医用纱布，在纱布上用开创器打开创处。

用尖刃刀（最好是小号圆刃刀）将硬膜切开2 mm（图6a），随后使用微镊子或无钩直型镊子牵拉硬膜两端，沿着纤维的方向分离硬膜（图6b）。将黏膜剥离子插入硬膜之下，确认是否与蛛网膜粘连的同时，分离硬膜，露出像玻璃纸一样透明的蛛网膜（图6c）。掌握肿瘤的整体范围之后，与硬膜同样，将蛛网膜从正中切开一部分，随后向左右分离（图6d）。随后，在硬膜上（可能的话蛛网膜也一起）2~3个特定的部位穿过6-0 proline缝线向术野外侧牵拉，用柯克钳夹紧对侧，进行固定。创部的两侧均等地牵开硬膜。

图 **6**

a：硬膜的切开

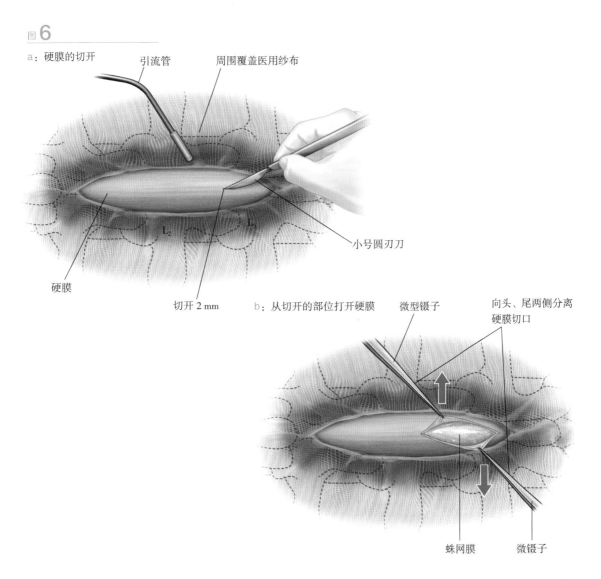

引流管　　周围覆盖医用纱布

L₂　L₃

硬膜

小号圆刃刀

切开2 mm　　b：从切开的部位打开硬膜

微型镊子

向头、尾两侧分离硬膜切口

蛛网膜　　微镊子

图6 切开硬膜、蛛网膜

c:显露蛛网膜

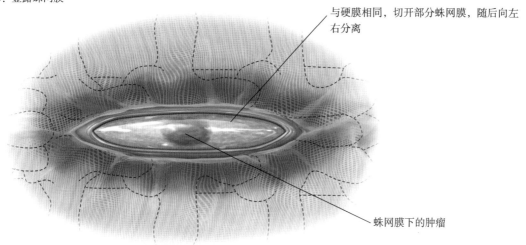

与硬膜相同,切开部分蛛网膜,随后向左右分离

蛛网膜下的肿瘤

d:向上牵引硬膜、蛛网膜

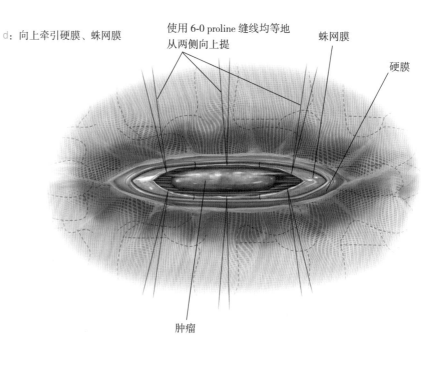

使用 6-0 proline 缝线均等地从两侧向上提

蛛网膜

硬膜

肿瘤

切除肿瘤

解决脑脊液渗漏之后，将肿瘤的头侧和尾侧与肿瘤周围薄膜粘连的部位剥离，在马尾神经之间创造一个空间。随后，在头侧和尾侧的马尾神经的空间内插入特殊快速吸水纸，阻止脑脊液流入（图 7a）。随后，将粘连在肿瘤周围的马尾神经剥离。通常，对于神经鞘瘤来说，与周围粘连的程度较轻，但是也会出现马尾神经与肿瘤强力粘连，需要花时间剥离的案例。剥离肿瘤时，若发现漏出脑脊液，让助手用特殊快速吸水纸或医用纱布吸收脑脊液。

肿瘤和马尾神经及周围的组织，大多都是通过薄膜状结构粘连在一起。尽量保留被膜的同时，用手术剪将马尾神经和硬膜及这类膜状组织切除。这项操作可以获得肿瘤的可移动性（图 7b）。充分获得肿瘤的可移动性后，插入微型剥离子，将肿瘤和马尾神经分开，就可以找到连接在肿瘤头、尾两侧的肿瘤发生源头——马尾神经（图 7c）。发生肿瘤的马尾神经的肿瘤部分被薄膜组织连接在一起（图 8a）。能够确认发生肿瘤的源头（马尾神经肿瘤附着的部位）后，用双极电凝尽可能灼烧靠近肿瘤的附着部位（图 8b），随后将其切断，摘除肿瘤。

建议 确定神经鞘瘤的发生源头

- 有时候会难以判断马尾神经是肿瘤的发生源头，还是只是马尾神经附着了肿瘤。尽量保存肿瘤周围的马尾神经，仔细分析其连续性，重要的是最终的判断。

建议 术中迅速诊断马尾肿瘤

- 如果是神经鞘瘤，会呈黄褐色，与马尾神经的粘连部位也比较少，可以轻松辨认出作为发生源头的马尾神经。但是如果是上位腰椎，也可能会很难与室管膜瘤进行鉴别。手术中如果无法辨认发生源头，肿瘤不呈现黄褐色，体积较大，与神经鞘瘤完全不同，也可以术中迅速进行病理学诊断。但是，如果是黏液乳头状室管膜瘤，也可能是被膜破裂造成的脑脊液转移，因此判断时要慎重。

图 **7** 确定发生肿瘤的源头

a：阻止脑脊液流入

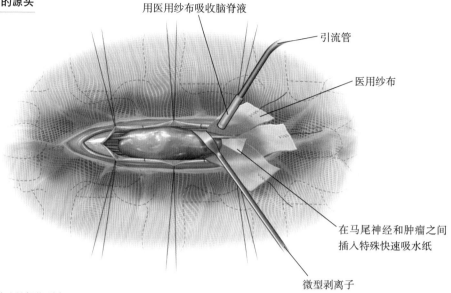

用医用纱布吸收脑脊液

引流管

医用纱布

在马尾神经和肿瘤之间
插入特殊快速吸水纸

微型剥离子

b：将肿瘤和马尾神经粘连的部位剥离

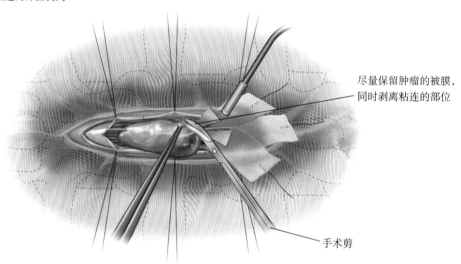

尽量保留肿瘤的被膜，
同时剥离粘连的部位

手术剪

c：找到发生肿瘤的源头

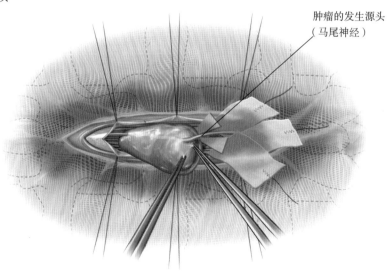

肿瘤的发生源头
（马尾神经）

图 **8** 切断肿瘤的发生源头（马尾神经）

a：用双极电凝灼烧

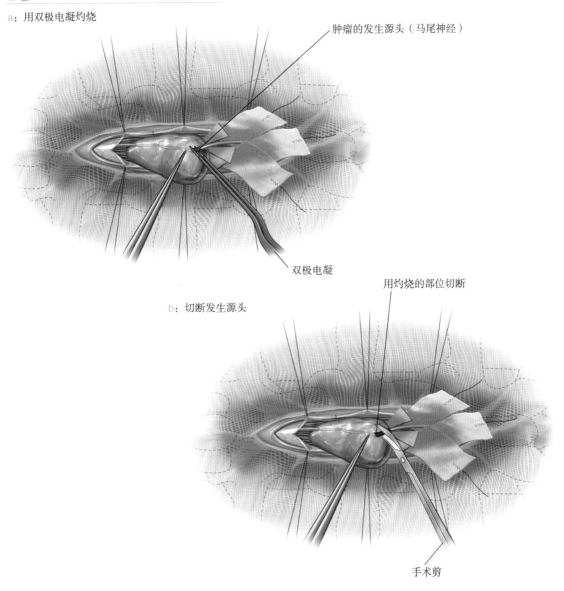

肿瘤的发生源头（马尾神经）

双极电凝

用灼烧的部位切断

b：切断发生源头

手术剪

缝合硬膜、蛛网膜及修复操作（预防术后脑脊液渗漏）

　　切除肿瘤后，取出插入肿瘤头、尾两侧的特殊快速吸水纸，用生理盐水或脑脊髓专用的冲洗灌流液冲洗术野。用 6-0 proline 缝线连续缝合硬膜，保持密封性（图 9a）。随后，为了防止脑脊液渗漏，需要进行以下的修复操作。

　　将可吸收性组织加固材料（聚羟基乙酸），根据术野分离的硬膜尺寸，剪裁 3~4 枚备用。每一枚都用组织黏合剂（凝血因子ⅩⅢ纤维蛋白原）的 A 液（纤维蛋白粉末 + 抑肽酶液）完全浸泡（图 9b）。随后，将 3~4 枚用 A 液浸泡过的聚羟基乙酸重复覆盖在硬膜缝合的部位上。随后，喷洒 B 液（凝血酶粉末 + 氯化钙液体）进行加固（图 9c）。

图 9 　硬膜、蛛网膜的缝合及修复操作

a：硬膜、蛛网膜的缝合

缝线绕 2 圈

用 6-0 proline 缝线一圈一圈紧紧缝合
（保证密封）

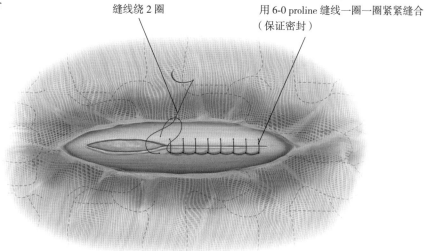

b：预防脑脊液渗漏

浸泡 Beriplast A 液的
聚羟基乙酸

密封缝合的硬膜

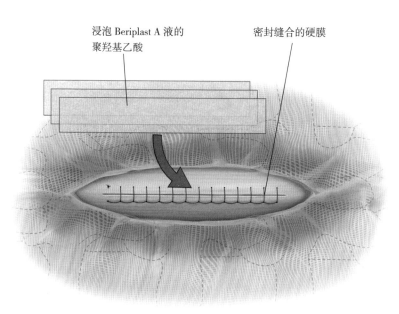

c：重复叠加 3~4 枚浸泡过
组织黏合剂 A 液的聚羟基
乙酸后，喷洒组织黏合剂
B 液

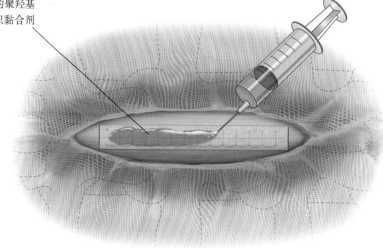

缝合

缝合

连续缝合后，即便对用可吸收性组织加固材料缝合的硬膜进行修复操作也不能完全防止脑脊液渗漏，术后也有可能出现脑脊液渗漏的状况。术后在创处留置引流管持续吸引后，如果出现脑脊液渗漏的状况，可能会引起低颅压。因此，笔者会切开硬膜摘除肿瘤，修复硬膜，留置不封闭的引流管。术后24 h拔除引流管。

建议　术后根据引流管进行护理

- 即便与气压相等，若术后24 h引流管排出脑脊液较多，需要注意是否出现低颅压状态。这时，虽然不到1%，但也有出现颅内出血的案例。因此，在引流管内发现了被认定为脑脊液的排液，出现意识障碍和头痛的症状时，需要进行头部CT检查，并尽快与脑神经外科的医生会诊。

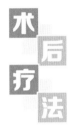

①术毕次日在患者可以接受的范围内升高手术床，最高90°。术后24 h，拔除引流管。

②术后2天开始佩戴软腰部支具，可以乘轮椅移动。可能的话可以用步行器辅助移动。

③当安静时出现明显且连续的头痛，建议通过头部CT来确认颅内是否出血。同时确认是否因为脑脊液渗漏导致创处感染。疑似脑脊液渗漏用腰椎MRI检查进行确认。

参考文献

[1]渡辺雅彦. 馬尾腫瘍摘出術. 執刀医のためのサージカルテクニック　脊椎. 徳橋泰明編. 東京：メジカルビュー社, 2004：60-70.

[2]飯塚伯. 腰椎手術の実践的な外科解剖-前方進入と後方進入-. OS NOW Instruction No. 18 腰椎の手術 ベーシックからアドバンスまで必須テクニック. 馬場久敏編. 東京：メジカルビュー社,

2011：2-8.

[3]播广谷勝三. 椎弓切除の基本手技-広範椎弓切除術, 部分的椎弓切除術, 骨形成的部分椎弓切除術. OS NOW Instruction No. 18 腰椎の手術 ベーシックからアドバンスまで必須テクニック. 馬場久敏編. 東京：メジカルビュー社, 2011：10-16.